JN292567

うつ病論の現在
―精緻な臨床をめざして―

広瀬徹也／内海　健　編

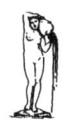

星和書店

Seiwa Shoten Publishers

2-5 Kamitakaido 1-Chome
Suginamiku Tokyo 168-0074, Japan

Modern Perspectives in the Clinical Psychiatry of the Depressive Disorders

Edited by

Tetsuya Hirose, M.D., Ph.D.

and

Takeshi Utsumi, M.D., Ph.D.

©2005 by Seiwa Shoten Publishers

○まえがき

　本書は平成15年7月，横浜で1泊して行ったワークショップでの発表を論文化したものである。笠原嘉先生はそこに出席され，討論に参加下さったが，本書には最近特別寄稿の形で論文を頂き，花を添えることができたのは望外の喜びで，感謝申し上げる。参加者は編者が選ばせて頂いたが，テーマは発表者に一任した結果がこのような内容となった。かつて，別の出版社から『躁うつ病の精神病理』と題する同様のプロセスで刊行されたシリーズが5巻を数えたが，最後の巻が昭和62年であったから，実に18年ぶりの類書の刊行ということになる。本書は精神病理と謳ってはいないが，臨床精神病理ないしは精神病理というカテゴリーに入るものも多く，シリーズ化は未定であるものの，後継書という性格を帯びている。

　この18年間の気分障害領域の進歩はSSRI，SNRIの出現による薬物療法や無けいれん性通電療法の普及などの生物学的治療面で目覚しく，その分臨床精神病理の進歩が目立たなかった印象があるが，目立たないだけで，着実な進歩があったことを本書から読み取って頂けることを確信している。また行動遺伝学などの生物学的研究も，精神病理学と相互交通的な関連があって発展していく事実と可能性は神庭論文にも明らかで，そのような連携がこの20年間に見られた特徴的な進歩，発展であったように思われる。実際，多くの臨床精神病理学的所見や精神分析理論，たとえば約80年前に提唱されたLangeの「心理的に誘発された(内因性)うつ病」などの概念が遺伝学的に立証されてきていることは大変心強く，注目すべきことといえよう。笠原先生がかつて「躁うつ病という大陸は発見され，生物学的探検隊と心理学的探検隊がそれぞれ正反対の海岸に上陸し，すでにお互いが一定距離を踏破した。もちろん両隊が握手するまでには難関がいくつもあろう」と昭和62年に書かれたことが既にある程度は実現していることになり，刮目に値する進歩といえる。

薬物療法で比較的短期間に軽快するケースは少なくないが，その一方で遷延化ないしは慢性経過をとる例も多く，薬物療法に限界があることはSSRIやSNRIという新しい武器を手にした現在でも変わらない現実として受け止めなければならない。それだけに個別性の理解を深め，それぞれに最適の治療を結びつけるtailored psychiatryの実現に精神病理と精神療法の関与は不可欠である。その意味で，本書のような構成によって，現在のうつ病臨床に求められているものを教科書とは違った視点から，より精微なものとして提供できたことに満足している。

　最後に，本書の刊行に至るまで，辛抱強く縁の下の努力を続けられた星和書店の岡部浩氏に感謝申し上げる。

平成17年7月　第2回うつ病学会を前にして

広瀬　徹也

●目 次

まえがき　広瀬　徹也 ……………………………………………………… iii

うつ病の行動遺伝学的構造 …………………………………… 1
　神庭　重信

うつ病の症状構成 …………………………………………………… 25
－制止，不安・焦燥，自殺念慮を軸として－
　阿部　隆明

「逃避型抑うつ」再考 ……………………………………………… 49
　広瀬　徹也

うつ病と最も関連するパーソナリティ特徴は？ ……………… 69
－当世うつ病病前性格事情－
　坂戸　薫・坂戸　美和子

気分障害の辺縁領域 ……………………………………………… 87
－構造主義的視点からの考察－
　津田　均

存在の耐えがたき空虚 …………………………………………… 115
－ポスト・メランコリー型の精神病理－
　内海　健

回復論の視点からみたうつ病治療 ……………………………147
　八木　剛平

気分障害の精神分析 ……………………………………………173
　－無能力感と境界形成をめぐって－
　狩野　力八郎

特別寄稿
診察室での軽症うつ病の臨床研究 ……………………………199
　笠原　嘉

あとがき　内海　健 ………………………………………………213

うつ病の行動遺伝学的構造

神庭 重信

I　はじめに

　今日に至るも，うつ病の本態はもとより，本態を追求するために妥当な構造モデルさえ十分には議論されていない。脳科学はうつ病患者の脳にさまざまな異常を探し出していくであろうが，それぞれの異常値に全体における部分としての評価を与え，それらを全体（像）へと構成する設計図がなければ，研究結果の羅列に終わるだろう。個々の結果に評価を付与するのは，臨床的経験にほかならない。そのため，経験的蓋然性をもった病態構造モデルが提示される必要があり，しかもその仮説は実証可能なものでなければならない。著者はこれまでもさまざまな機会にモデルをめぐる考察を断片的に書きつづってきたが[15,17,18]，本稿では，現時点で著者が抱いている，その全体像を描写してみたいと思う。

　その前に，うつ病の発症背景にある"うつ"という誰の心にも備わっている情動の系統発生を辿りながら，その生物学的意義について検討を加えておきたい。

Ⅱ 38億年の出会い

1. 脳の進化 – 社会・文化の形成

　セーガン，K. は，宇宙の誕生から今日までを1年のカレンダーになぞらえ，これをコスミック・カレンダーと呼んだ。銀河系ができたのがおよそ3月。最初の生命が誕生するのが9月の下旬。ちなみに38億年前のことである。三葉虫の時代が12月18日。最初のヒトが登場するのが12月31日の午後10時30分である。全宇宙の時間カレンダーでは，ヒトが登場して，まだ1時間半にもなっていない。逆に言えば，ヒトの誕生の背後には，これだけの長い年月が積み重ねられてきているのである。

　ヒトのゲノムを扱っていると，ふとしたときに，目の前の塩基配列が38億年かけて並び替えられながら作られたものであることを思い出す。ヒトの脳を研究していると，やはりその複雑な構造と機能が5億年かけて創造されたものであることに感嘆することがある。

　すべての生物は38億年の進化の産物である。生物の有する特性はこの歴史と無縁ではありえない[27,28]。現世人類の遺伝的プログラムにしても，自然選択が，単純な原生生物のそれから精巧に作り上げてきたものである。進化の研究は，脳だけではなく，こころの起源，ひいてはこころの病をどこまで説明できるだろうか…。

　海洋生物のホヤに脳の原型ができたのが5億年前であったと言われる。ほ乳類が爬虫類から進化したときに獲得した脳構造が，ブローカ，P. が命名したle grand lobe limbiqueである。彼はこの構造に，爬虫類とほ乳類の"境界(Limbus)"という意味をもたせた。Limbic systemを手に入れたということは，とりもなおさずより高度な情動を獲得したことでもある。そして，情動が種の生存に適っていたのであろう。細やかな情動の発信とそれを受容する能力の発達はまた，より人間的な社会行動を導いたに違いない。

　その後，脳は新皮質を中心にさらに進化する。ちなみにヒトが，DNA配列において3％しか差がないとされるチンパンジーとの共通祖先から分岐したのが600〜800万年前とされる。しかしその後の進化を経て，ヒトの脳重量は体

重比でサルの3倍に達する。二足歩行能力を獲得し，両手を自由に使えるようになり，やがてヒトは採取・狩猟生活に入る。400万年前のことである。250万年前に出現したホモ・ハビリスの脳のエンドクラニアル・キャストにはブローカ領域が認められている。ホモ・ハビリスが原始的な言語能力をもっていた可能性がうかがえるが，その脳は全体でいまだに600ccに過ぎない。だが言語を獲得した脳と文化は共進化したようだ。「言語の発達と，それによって可能となった文化の獲得と世代間の伝承とが脳のさらなる大型化に寄与した」[27,28]のだろうか。更新世にあたる20万年前にホモ・サピエンスが登場した。このときに，脳は現世人類の脳容量（1400cc）に達する。以来，私たちの脳は大きくなってはいない。脳が作り出す文化が発展し，人類は環境に適応するために身体（gene）を大きく作り替える必要がなくなったのだと言われる。

1万年前に農業が始まり，ここに本格的な文化が誕生する。食料の安定供給は人口の増加をもたらし，共同作業による社会が構築される。そこには労働の分業，階級，貧富の差が生まれる。やがて都市ができ，産業革命が起こり，一足飛びに今日の科学技術の繁栄へとつながる。

社会的ニッチは多様化し，その多様性こそが，順応性・柔軟性に富んだ社会を保証する条件ともなった。もっとも，現実の社会システムは，人が最も適しているニッチを見つけることができるような，健全で公平なシステムにまで成熟しているとは思えないが…。また次のような疑問も当然生まれるだろう。脳は20万年前の環境に適応するために進化したのだろうが，その当時にはどのような問題解決が重要であったのか。その当時の環境に適応するように作られた脳は，今日の急速な文化や環境の変化に適応できるのだろうか[注1]。

2. こころの進化

次に「こころの進化」のいくつかの側面を一瞥してみよう。まず社会的知能の発達である。チンパンジーなどの霊長類にも「あざむき」行動が観察されている。これは，いわゆる「心の理論」[36]の原型ができあがっていることを示唆す

注1) さらに問うならば，脳は，自らが作り出した科学・技術のもつ，予想すら困難な影響力を，共生的繁栄のために使いこなす能力をそもそも備えているのだろうか。

る。「知能は社会環境のなかで進化する。個体は他の個体を利用し搾取する能力をもつものが利益を得る」と言われる。このようなマキャベリ的知能の進化は比較的理解しやすい。それが過剰でなければ個のレベルだけでなく，群や種にとって適応的であっただろうから。利他的行動にしても，協力行動や互恵的利他行動は，結局は見返りを期待することから，利己的，マキャベリ的行動の延長として理解できる。近親者に限られる利他行動も，同等な遺伝子の増殖からみて有利であり，やはり拡大された自己のとる利己的行動と言える。このような社会的に適応的（マキャベリ的）な行動を司る脳回路を社会脳（social brain）と呼ぶ[19]。

　では，一見して個レベルでの生殖率を高めるようには思われない，意図的で高次元の利他主義はなぜ生まれてきたのだろう。氷上に暮らすエスキモーのある部族は，獲物が捕れなくなると，厳寒の世界に，部族全体が獲物を求めてあてのない旅に出る。このとき，年老いた者，病んだ者は，その場にとどまり死を待つことを申し出るという（グールド, S. J.）。この種の利他行為にはさまざまな解釈が与えられているが，著者が最も納得する答えは，ラッセル, B. のものである。彼は「個人の利益を少なくともある程度は共同体の福祉に従属させている集団がもっとも成功した」と考えた。こうした行為は，世代を超えて伝達され，文化の一部となっていく。

　目的因が何であれ，著者は，マキャベリ的行動を超越した高次元の利他行為を可能とするこころは，limbic systemの高度化に伴い生まれたであろう共感能力と大脳皮質の進化がもたらした高度な精神文化を兼ね備えた，人の社会的集団（群）に選択圧が働いたときに進化し得たのだと思う。しかも，これらのこころは，規範受容能力と愛着能力[2]を素地として，信念や信仰心を伴ってはじめて行為として生起するに違いない。さらにこのようなこころの進化を可能にしたのは，親（養育者）による子育ての期間がヒトにおいて大幅に延長されたことも一因である。進化とともに，幼く生まれ，ゆっくりと育つ（幼形成熟）という性質が備わった。このことにより，こころの世代間伝達（それは好ましくない方向へ向けられることもあるのだが）が可能となり，なかでも養育環境の影響を最も強く受ける愛着能力と規範受容能力とが，ともに十分に開発される条件が整ったのである。

3. うつの究極因に触れて

マイヤ, E. は, 生物学の問いは,「何が」「いかに」「なぜ」の3つからなる, と述べている。以下にマイヤの言葉を引用する[27,28]。

> 「何が」を問うのが純粋に記載的な構造生物学であり,「いかに」を明らかにするのが機能生物学である。そして「なぜ」を問う方法として進化生物学がある。生命現象やその過程は, 近因（機能的）と究極因（進化的）との二つの異なる因果関係の結果生じる。特定の行動の近因を説明するには, 神経生理学的研究を必要とする。進化生物学が対象とする究極因は, 遺伝子型と行動の意味を説明する。

考えてみると, "うつ" という情動は不思議である。先に,「ほ乳類がlimbic systemを獲得したということは, 高度な情動を獲得したことでもあり, 情動が種の生存に適っていたからであろう」と述べた。たとえば不安は, 確かに危険から身を守る適応性と結びついている。ところが, うつでは食事も睡眠もとれなくなるし, 頭も身体も思うように動かなくなる。生殖力さえ低下する。どうしてこのような一見不適応な情動が進化の過程で淘汰されてこなかったのか。むろん自然選択は進化的進歩を, ましてや完全をもたらすことはない[注2]。であるから, うつが本来的に不適応な行動だとしても, それがたまたまこれまで淘汰されなかっただけだと考えることもできる。

しかし著者は, うつには個体にとって, 何らかの生存価があるとみなす立場に賛同する。そして, うつの究極因を探ることで, うつという情動やその障害をあらたな角度から深く理解できる可能性を求めてみたいと思っている。

霊長類は, 大きく二つの局面でうつになる。つまり, 権力闘争での敗退に象徴されるように帰属集団からの脱落の瀬戸際に立たされるとき, および母と子の絆にみられるように愛着対象を失ったときである。前者では, 集団を離れては生きていけない個にとり, 新たな帰属行動を探索すべく, もはや無益となった闘争行動を終了させるシグナルとしての意味があるのかもしれない。後者に

注2) もっともこのことが唾棄すべき優生思想を生む土壌ともなるのだが…。

ついて言えば，安全調節システム[2]としての愛着の剥奪は生得的情動変化としての不安を惹起する。愛着が剥奪されたときに惹起される分離不安は愛着行動をより強固なものにするだろう。しかし，愛着の剥離が永続するならば，anaclitic depression[41]が惹起される。この生得的なうつの神経回路の存在は，対象喪失時に現れるうつを説明することができる。

　人では加えて，自尊心，自己愛や社会的評価の喪失がうつの動因となる。自己愛や愛着対象を喪失したときに押し寄せる哀しみは言うに及ばず，"それらを喪失してしまうのではないか"という強迫的なおびえ，"自らが社会的に不要な存在であり罪あるもの"にされはしまいか，という過度の自己否定が，抜き差しならない無力感と心身の疲弊の中へと人を招き込み，やがてはうつへと導く。つまりうつは，それ以上のおびえや哀しみ，あるいは疲弊を許容できないと認知される状況に至ったときに，新たな認知と行動を生み出すための準備期間を用意するために解発される行動なのかもしれない。この行動は，共感と利他的行動に富む人間的な環境では，周囲の支援を受けるという最終的な個体防御行動である。時期が来て，生体の平衡が取り戻されるならば，人はうつから回復する。治療が必要な病的なうつでも，最も効果的な治療は，うつ病になった人を休ませ，支持的にその人の認知や行動を変えようと試みることではないか。逆に言うならば，共感と利他的行動の無い場では，うつは生存価を失うだろう。

　うつという情を適応的な行動の解発と捉えるならば，程度と持続において過剰なうつの病理は，特定の生物学的および心理学的条件を備えた個人に生じる，（個体防御反応が）その均衡から逸脱した現象として位置づけることが可能である。この特定の条件について，次節「うつ病の生物学的論考」においてさらに考察を続けてみたい。

III うつ病の生物学的論考

1. うつ病のイデオタイプとしてのメランコリーの措定

　生物科学は，まず対象を厳密に調べ上げ，一義的に定義し分類する構造生物学を基点とする。精神現象は構造生物学の接近を容易には許さないが，精神科医の経験は，共通理解として執着気質（ないしメランコリー親和型）者にみるうつ病，すなわちうつ病のイデオタイプ（イデア）を間違いなく共有している。本稿ではうつ病のイデオタイプをメランコリーと呼ぶことにする。以下では，このメランコリーを対象として論考を進めることにする。

　臨床にみるうつ病はいずれもうつ病のイデオタイプと距離があり，その構造は相応の変形を余儀なくされる。しかしその変形は，構造方程式の項を置き換えるなり，項を追加あるいは削除するようなものである。退却神経症[20]，逃避型抑うつ[9]，あるいはディスティミア親和型[43]などのイデオタイプから距離のある類型にしても，それぞれに特有の性格とそれに依拠する状況因を方程式の項として，構造モデルを描くことができるだろう。性格・状況因とは別なものとしてある，内因項を欠いているために，重いメランコリー症状に至らず，状況の好転に伴い比較的速やかに改善するという高い状況依存性を特徴とすると考えることができる。次に，メランコリーの生物学的構造モデルを紹介する。

2. メランコリーの脆弱性と動因

　いわゆる内因性うつ病の内因と誘因との関係が盛んに議論されたことがある。そこで導き出された結論は，臨床的に定型的な内因性うつ病（特に初回病相）といえども，病名自体が意味するように誘因もなく突然発症することはむしろ例外的であり，何らかの誘因が認められることのほうが多い，ということであった。もっとも推定される誘因とうつ病との生物学的因果性が明らかでない限り，誘因は推定に留まるのだが，「気分障害の内因は誘発される性質をもつ」と理解される。その結果，内因と心因の判別が極めて曖昧なままに放置されることになった。今日のうつ病の診断分類は，こうした事情を背景に，診断

に疾病過程の因果性は問わない，という歴史を背負うことになった[16]。したがって，1980年以降の"大うつ病"は生物学的疾病カテゴリーではないので，DSMで規定されるカテゴリーについて得られたデータを根拠として，うつ病のイデオタイプ，メランコリーの疾病構造を論考することはできない。現時点でうつ病の精神病理学を生物学的に読み解く試みには，例外なくこの軛のあることを前提として話を進めてみたい。

3. メランコリーの生物学的モデル－そのstatic成分とdynamic成分

　本稿ではまた，メランコリーの発症を，発症脆弱性と発症へと導く発症動因とに分けて考察する。発症脆弱性も発症動因も，それぞれ単独ではメランコリーを起こさない。実際には，後述するように，発症脆弱性と発症動因は相互に浸透的でかつ両帰的に働き合うと考えられるので，両者は明確に分かれるものではない。発症脆弱性はメランコリー発症の必要条件を与える内因項である。それはまた比較的時間をかけて作り上げられ，永続的な状態としてあり続ける。発症脆弱性の程度は一定せず，つねに動揺していると思われる。一方，発症動因は，それが無かったとしたら，メランコリーは発症しなかったというような，十分条件である。次に，これらの二項に関して具体的な説明を加える。

　メランコリーの発症脆弱性は遺伝子と環境により構築される"脳構造"に内在化されるものであり，この振動しつつも比較的永続的に続く成分（static成分）は，障害の深層構造であり，神経回路網，脳細胞とその構成部品の階層に局在する，と考えられる[14,15,17,18]。遺伝子の問題は後で扱うことにして，ここでは"環境"について若干の考察を加えておく。深層構造に修飾を加え，static成分の形成に関わる環境としては，主として脳の発達時期の環境（すなわち養育環境）が重要であると考えられることが多い。むろん脳が可塑性を保持し続ける限りにおいて，過度の心理的侵襲が度重なるならば，病的な可塑性[42]に基づく回路が脳の発達後に生まれてもなんら不思議はない。心理的侵襲は，それが過度で長期に持続するならば，液性因子などを仲介として，神経細胞を傷害することは事実であろうし，神経細胞の死と再生にすら影響を及ぼす可能性がある。これらの心理的環境因子が脳に与える影響の質と量は，侵襲を受ける脳

がそれをどのような情動認知として読み替えるか（情動認知スタイル。後述）に依存する。

　さらにつけ加えるならば，老年期に初発する気分障害では，老化が招く多種類の脳の器質的脆弱性も当然予想される。私たちは，このような複雑で異種なstatic成分を気分障害に認めることができる。

　一方，病相は，このstatic成分に，発症の引き金を引く因子により引き起こされる"脳機能"の，一般的に，短期的・可逆的な変化（dynamic成分）が加わって生まれるものである。ここで言う発症の引き金をひく因子は，心理社会的環境因をはじめとして，内分泌障害，薬物やアルコールなどの物質，季節変動など多彩である。したがって，その作用点は脳構造のあるゆる階層にわたりうる。

　メランコリーにstatic成分を措定するならば，それは，病相期でなくとも，人の行動になんらかの影響を及ぼしていると考えるのが自然である。そこで注目されるのが，古くから優れた研究が重ねられてきた気分障害の"病前性格"である。気分障害はある特徴的な性格傾向の持ち主に多くみられる。治療が効を奏して症状学的に寛解に至っても，患者の性格は依然として持続し，その性格はしかも，再発に深く関わっている印象を与える。このことは，気分障害の病前性格が，脳に内在するstaticな生物学的特性に起因し，それが気分障害の一つの内因にほかならないからではなかろうか。私たちは，行動に転化したstatic成分（その部分であろうが）を病前性格として捉えているのかもしれない。このように仮定すると，病前性格の問題は生物学的に重要な研究対象として生まれ変わることになる。

　病前性格論は，躁うつ病の状況論（性格－状況論）として，下田学説の再評価をきっかけに，わが国では古くから優れた研究が幅広く行われたことは言をまたない。

　この研究の流れの中で繰り返して議論されてきたのが，Jaspers-Schneider流の了解心理学的な心因反応では捉えられないところのものであり，これこそが今日的な意味での内因，すなわちメランコリーに内在する生物学的機構の病理性ではないかと理解される。病前性格は気分障害のstaticな病的構成成分の部分であることを認めてもなお，行動として現れ出ない発症準備性（主たる内因

項）が脳に刻印されているのであろう。そうでなければ，なぜ内分泌疾患や日照時間あるいは時に薬物の影響が，特定の個人にのみ及び，メランコリーを引き起こすのかは説明のしようがない。

ただし，病前性格の問題は，古くから精神病理学的な検討が加えられてきたにもかかわらず，いまだに決着をみてはいないこともつけ加えておこう。果たして特徴的な病前性格があるのかどうかさえも，必ずしも意見の一致をみてはいない[7,39]。だが気分障害のどのカテゴリーを取り上げてみても，その原因は，多因子（かつ遺伝的にも多遺伝子）が関与すると考えられるのであるから，病前性格の精神病理学的研究が一筋縄ではいかないのも無理はない（特に発症前の性格となればなおさらである）。その上，表現型としての性格は必ず文化社会的影響を受けるに違いない。たとえ同じ遺伝子型をもっていたとしても，文化や時代によって観察される性格特性には違いが生じるだろう。

病前性格として観察される行動が，うつ病の主たる内因と共通の基盤の上に生まれるのか，状況因と関係するのか，あるいは単に準臨床的な行動変化をみているだけなのか，これらの疑問にも向き合わなければならない。少しだけここで触れるならば，うつ病にみられるneuroticism，執着気質，メランコリー親和型などは，病前性格として比較的安定しているようであるが，双極性障害の病前性格とされる気分循環性格は準臨床的な前双極性障害とでも言えるような状態であるのかもしれない。

うつ病の再発傾向を考えるならば[13]，発症脆弱性は一過性に現れるものではなく，持続的な性質をもっているはずであり，それを浮き上がらせるには縦断的な観察が必要であろう。状況因の中に織り込まれる病前の性格と環境こそが，発症につながるdynamic成分を生み，episodeとして顕在化する臨床症状を作り，そして治療転帰を支配している，という印象を著者は強くもっている。この意味で，病前性格－発病状況－治療反応性－経過の要素間の関連性をセットとして類型化を試みた，躁うつ病の笠原・木村分類は，その分類の構造概念において正鵠を射ていると直裁できよう[21,22]。類似の分類システムが高い信頼性と妥当性を備えてこそ，臨床的かつ生物学的に意味ある類型分類となるような気がしてならない。

4. 性格，状況，そして情動認知スタイル

　気分障害のdynamic成分の生成において，重要な役割を演じるのが，個人をとりまく心理社会的環境である。ところが，この心理社会的環境の一部は，その個人の遺伝子の影響を受けて生まれる性格や行動によって作り出される，として理解されることがある[37]。この問題は後で詳しく述べることになるが，ここでは風邪を例にあげて，そのさわりを紹介する。風邪を滅多にひかないという人たちは，単に生得的に免疫力が強いだけではなく，人混みを避けたり，規則正しい生活をしたりと，意識的ないし無意識的に予防的な行動をとっているのかもしれない。逆に風邪をよくひく人は，夜更かしが好きだったり，人混みへ出かけるのが好きなのかもしれない。このように，自らの行動が風邪のひきやすさを決めていると言えないこともない。この行動は，おかれた環境にもよるだろうが，もともとその人に備わった性格のなせるところも大きいだろう。前述したように，うつ病では，性格は，情動ストレスを受けやすい環境を招く要因としての行動にとどまらず，招き入れた環境をどう捉えるかという認知とも関わる問題としても捉える必要があろう。

　繰り返し強調したいことは，偶発的な出来事に対する了解可能な感情反応の誇張されたものとして，メランコリーを単純な枠組みの中で理解することは不可能である，ということである。患者は，一見して日常的な出来事の中で不釣り合いなほどに気が滅入り，メランコリーへと突き落とされる。このことをどう考えればよいのだろうか。

　心理社会的状況因（状況因）は主観が作り出す"物語"であり，脳に内在する生物学的機構の病理性が外界からの知覚（perception）と結びついて生み出す，通常，持続的で強迫的に押し寄せてくる危機的な世界（クライシス）である。連合野において統合された知覚情報に生物学的意味判断を付与し，感情認知スタイル（emotional cognitive style）を決定するのは，個人のもつ固有な活動性，感情のトーン，気分，その強度・反応性・多様性であり，これらは主として大脳辺縁系－前頭前野回路の構造と機能に依存する[注3]。すなわち，気分障害の患者では，疾患特異的な性格，固有の情動認知スタイルのために，環境

注3）過去の経験や文化・社会の付与する意味を参照し，自己言及する生物学的機構である。

への高い感受性が生み出される。そしてそれが環境を状況因へと変質させる，とは考えられないだろうか。この点について，井口と神庭[11]は，テレンバッハの「メランコリー」を認知過程の面からも首尾一貫して読み直すことが可能であることを示した。

後述するように臨床遺伝学は，性質の形成には遺伝の関与が大きいことを明らかにした[34]。しかし，脳を作り作動させる遺伝子の発現には，幼少時期の環境が強く影響する。身長が高い遺伝子を受け継いだ子でも，幼少時期の栄養状態が悪ければ，背は低いままに止まるだろう。疑うべくもなく，これは性格の形成においても同様である。遺伝と環境の関与は密接で不可分であり，どちらか一方的なものではあり得ない。

うつ病の患者では，病前性格として観察される固有の情動認知スタイルのために，環境（性格－環境特異性があるのかもしれない）への高い感受性が生まれ，心理社会的環境が誘因へと転化してしまう…。すなわち発症状況とは，固有の情動認知スタイルが身体内外の知覚と結びついて生み出される，持続的で強迫的に押し寄せてくる喪失危機としての表象であり，それは同時にうつ病のdynamic成分を生成する動因でもある[14,15]。Dynamic成分は情動認知スタイルをさらに歪め，それは再びdynamic成分を増幅する，という認知と情動との悪循環を生むに違いない。

ここに梗概を紹介したように，病前性格をメランコリーの発症規定因子として位置づけることで，メランコリーにどのような生物学的構造が浮き上がってくるのか。この謎解きの中核に位置する問題が性格形成にほかならない。人間行動遺伝学の領域では，遺伝子型から距離の近い表現型である行動＝気質（temperament）を対象として，人格傾向の形成に関与する遺伝子の影響を明らかにしようとする試みがなされてきた。近年，分子遺伝学的な手法を用いて，その遺伝子を同定しようとする遺伝子レベルでの研究が精力的に行われている。

5. 性格の人間行動遺伝学

性格の構成要素のうち遺伝規定性の強い気質を対象とした生物学的研究は，家系研究あるいは双生児研究により大きく進歩した。それはまず，特定の気質

に遺伝がどれほど関与しているのかを見いだすところから始まった。その結果，気質のvariationに与える，親から受け継がれた遺伝の寄与率はおよそ50％であろうと推定されるに至っている。つまり残りの50％程度が非遺伝的要因による。しかもその大部分は，同じ親の下に同様の環境で育てられても一人一人が異なって経験するような個性的環境（非共有環境）によると考えられている。親の性格と子どもの性格が類似している場合，それは子どもが親を真似て育ち，親の性格を学習したからではなく，親の性格を形成するような因子が遺伝する結果としての影響のほうが大きいと確率的に考えられるわけである。日本での双生児研究でも同様の結果が確認されている[33]。

　性格の遺伝学的研究の説明に入る前に，気質の遺伝解析で用いられた性格の次元分類について多少触れておかなければならない。これはN次元座標に私たちの気質をおおまかに定位できる，とする仮説である。神経質・外向性・開拓性・愛想の良さ・誠実さといった5つの次元（Big Five と呼ばれる）をもつNEO質問紙や，新奇性追求・損害回避・報酬依存の3つの次元を設定したTPQ質問紙を用いた次元診断が広く使用されている[31]。

　1996年に，気質の一つに特異的に関与する遺伝子が決定されたという注目すべき報告がなされた。一つはドーパミンD4受容体（以下，DRD4）遺伝子の多型と新奇性追求との関連である[1]。気質をTPQで調査し，それぞれの個人のDRD4の多型を調べたところ，新奇性追求得点の高い個人は，DRD4遺伝子の第3エクソンに繰り返し配列の数が有意に多く，さらにこの関連は，遺伝子型が異なる同胞対で比較した結果でも確認され，信頼性が高いことが示された。我々も日本人を対象とした研究で同様の結果を確認している[32]。DRD4と新奇性追求との関連が報告されたとき，我々はすでに，DRD4と大うつ病との関連を見いだして，報告していた[29]。すなわち，大うつ病では，DRD4遺伝子の第3エクソンにある繰り返し配列数が，対照群に比べて有意に少なかったのである。推論の上に推論を重ねることになるが，大うつ病患者にみられた遺伝子の特徴は，疾患ではなく，その（保守的で固執する）病前性格を反映しているのではないかとも考えられる。

　もう一つの関連は，セロトニン・トランスポーター（5-HTT）遺伝子の多型と不安・抑うつスコアとの関連である。5-HTT遺伝子にはそのプロモーター部

位に44塩基対の長さの異なる2つの対立遺伝子（長い型をL遺伝子型，短い型をS遺伝子型と呼ぶ）が存在する。In vitroの研究であるが，これらの遺伝子を培養細胞に発現させると，S遺伝子のトランスポーターは，L遺伝子のそれに比べて，セロトニンの取り込み機能が低いことが報告された。そしてこのS遺伝子をもっている人は，もっていない人に比べて，不安・抑うつのスコア（neuroticism）が有意に高いことが示された[25]。その後，同グループは，うつ病患者においてS遺伝子の頻度が健常対象群に比べて有意に高いことを報告している[5]。しかし，日本人を対象とした我々の追試では，5-HTT遺伝子とneuroticismとの関係性を確認することはできなかった[30]。その後に行われた数多くの追試の結果も統一的ではない。

　人格傾向と関連した遺伝子を解明していくためには，多遺伝子遺伝や遺伝子の多面発現に基づく遺伝子型と表現型の関連，さらに両者間に介在する文化や習慣も含めた環境と遺伝子の相互作用，といった複雑な問題を解決していかなければならないだろう。複数の遺伝子の関与，さらに多数の環境的要因が関与していることを考えると，曖昧な結論に終始するのではないかといった危惧は確かにあろう。しかし，その過程の中で，人の行動様式や心理状態，あるいは悪影響を与える環境的要因についての理解が深まり，疾患の予防や診断，適切な治療法の選択，あるいは予後の予測を可能にするような知見が得られるに違いない。

6. 遺伝子からみたうつ病の構造

　ここで，メランコリー（あるいはその病前性格）の関連遺伝子を性格－誘因（環境）の関係の中に組み込みなおして，うつ病の生物学的構造の解析をさらに進めてみよう（図1）。

　最も一般的に考えられている発症過程は次のようなものになろう。前述したように，メランコリーの関連遺伝子群（内因）は，量的に過度の心理的負荷を受けたときに発症する，という，いわゆる"誘発される内因"である。この場合でも，負荷の量的な問題だけではなく，人によって異なる，脆弱性と環境との特異性（酵素とその基質の如く）が問題とされ，当然ながら治療の焦点とも

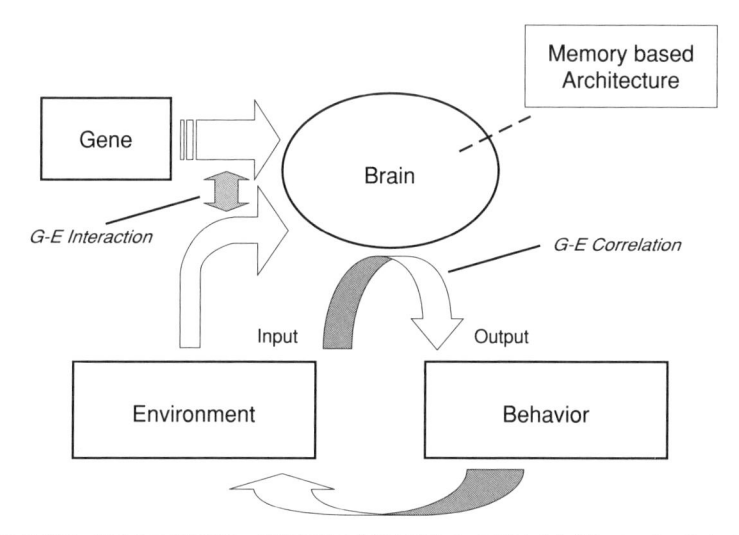

脳の発達期，脳を作る遺伝子は，感覚情報の影響を受けて，回路を作り出していく。入力が繰り返されるならば，その入力を処理する回路は強化される。逆に入力が無いとき，回路は淘汰されてしまう。このような脳の生成過程はニューロン・ダーウィン主義（neuronal Darwinism）とよばれる。
　脳はこのような生成過程にあっても，つねに入力情報を出力に変える器官でもあるという二重性をもつ。脳を作り作動させる遺伝子は，行動という出力に影響することで，環境に影響を与え，またその環境は，出力主体に対して，再び入力情報となって反響する。これが遺伝子－環境相関の基本図である。また特定の脳の遺伝子に働く環境があり，両者の交互作用は特定の行動を作り出す。

図1　脳・遺伝子・環境・行動の相関

なるはずである。
　すでに議論したように，メランコリー関連遺伝子群が規定しているのは，実は病前性格にほかならないのかもしれない。飯田は，古くより遺伝子型→基本的な人格部分→病前性格→気分障害への発展，という視点をもち，うつ病双生児不一致例を詳細に解析し，メランコリー親和型の発達過程を記述している[12]。
　この性格形成に関わる遺伝子群，うつ病への脆弱性（あるいは抵抗性）を決定する遺伝子群，類型に影響する遺伝子群のそれぞれが独立した別のものである可能性もある。病前性格が誘因を招くとして，その性格の持ち主がそろってうつ病を発症するわけでも，類似の病型を発症するわけでもないからである。適応障害でとどまる人もいれば，不安障害になる人や心身症になる人がいる。また気分障害へと導かれるとしても，病型は，メランコリーだけではなく，軽

症うつ病，妄想を伴うメランコリア，躁病，ラピッド・サイクラー，気分変調とさまざまである。

　気分障害の関連遺伝子をもつ者の行動上の表現型が，環境により異なって現れると考えることも可能である。すなわちその人の行動は，通常の環境下では特徴的な病前性格として観察されるが，それがひとたび過度のストレス環境に立たされると気分障害として診断される，と考えるわけである。循環気質が双極性障害へと発展する過程はこの構造で説明できる。この場合は，執着性格からメランコリーへの変形と違い，表現型の変化は量的なものにとどまる。

　ここに単純化してあげた構造モデルは，そのいくつかが同時に起きていることも考えられる。いずれの場合も，病前性格は気分障害の発症に何らかの様式で関わる，とみなすにおいては違いがない。

7. 遺伝と環境の交互作用

　古くから，うつ病関連遺伝子と環境との間に鍵と鍵穴のような反応が起こる，交互作用（gene-environment interaction；γGE）が知られていた（図1）。つまり，近親者にうつ病をもつものは，環境からの影響を強く受け，うつ病を発症しやすい[24]。同じ環境であっても，遺伝子群をもっているかいないかにより，個体におよぶ影響に違いが生じるのである。近年さらに，環境（ライフイベント）の影響を受ける遺伝子が同定された。すなわち，セロトニン・トランスポーター遺伝子（5-HTT）の多型とストレス状況因との交互作用がうつ病の発症に関与している可能性が，誕生後から26歳までの経過を観察したCaspiら[3]により報告された。つまり，5-HTTのS遺伝子型をもつ個人は，ライフイベントの数に応じて大うつ病の罹患率が高くなるが，L遺伝型の個人では，ライフイベントとうつ病罹患との関係がなかったのである。つまりライフイベントは特定の5-HTT型をもつ個人にのみ，誘因として作用するのである。この追跡研究では，さらに，養育時の虐待により形成されるうつ病の脆弱性との間にも，5-HTT遺伝子が介在することが報告されている。5-HTT多型が病前性格に関係するのか，病的可塑性に関係するのかは定かではない。

8. 遺伝と環境相関からみた執着性格の形成と破綻

　これまでは遺伝（nature）とは"独立した"対立概念として捉えられることの多かった環境（nurture）にも遺伝の影響が無視できないと考えられている。従来より遺伝情報の発現に環境の影響の大きいことは知られていたが，遺伝子から環境へ向かう作用があると主張される。つまり，両者は双方向に影響し合うものらしい。この現象を遺伝子・環境相関（gene-environment correlations）と呼ぶ（図1）。しかもそこには後述するように複数の様式が推定されており，少しずつではあるがその存在を支持する証拠も現れてきている[37]。

　Gene-environment correlationsは，人の生涯を通じて，その行動や社会環境に影響し続けるが，なかんずく神経回路の選択淘汰過程に際して重要な役割を果たしていることは間違いなさそうだ。脳の神経回路は，将来必要ない無駄な配線も含めて，遺伝的に決定される形で大まかな配線ができあがる。生後8カ月で，シナプスの数は最大になる。その後の知的あるいは運動性の学習によって，よく使われる神経回路では次第に特異性の強い結合が導かれる一方で，後天的に不要とされる回路は間引きされていく。このような神経回路の形成様式を指して，神経回路の選択淘汰（あるいはニューロン・ダーウィン主義）と呼ばれることがある。たとえば，運動能力にしろ学術的な能力にしろ，生まれつき優れている子に，適切な環境が与えられれば，さらにそれらの能力に磨きがかかるに違いない。同様のことは性格についても言える。たとえば生まれつき愛想の良い子は，親の愛情を引き出しやすく，それを学習することにより（神経回路は強化され）さらに愛想の良い子に育つだろう。

　このように，環境の影響を強く受けながら発達する脳は，逆に性格や行動を介して個人をとりまく心理社会的環境に影響を及ぼすことになる。運動や芸術の才能に恵まれた子は，優れた指導者の指導を受ける機会や専門の教育機関への進学の機会が与えられるなど，その才能をさらにのばせるような環境が増えることだろう。

　Gene-environment correlationsの概念を導入することで，性格の形成や精神病理の生起がどのように説明されうるのか，さらに詳しく紹介してみたい。

　ある精神病理と関連する遺伝子群をもつ親は，子にその遺伝子を伝えるとと

もに，自らがその遺伝子の影響を受けた行動様式により，子が精神病理をさらにもちやすい環境を作り与えてしまう可能性が想定される．これをRutter & Plomin[37]は，passive gene-environment correlationsと呼んでいる．たとえば不安傾向の強い親が，その遺伝子を子に伝えるとともに，子の不安を助長する環境を作り，その遺伝子の表現形の形成が強化されるような場合がそうである．

　一方，生得的に反社会的な性格傾向をもった場合，その性格傾向のために，周囲の人から懲戒的な態度を招き，後天的にもその性格傾向が促進されるかもしれない[38]．このように，ある遺伝子を基盤として生まれる性格が他人から特定の感情反応を惹起し，その遺伝子の持ち主の性格の形成に影響が及ぶような場合を，evocative gene-environment correlationsと言う．

　車を運転するときにどの程度のスピードを好むか，運転の際に必ずシートベルトをするかなど，損害回避傾向の強い人とそうでない人とでは，事故に遭う頻度はもとより，事故の場合に受ける障害の程度にも差が現れるだろう．このように，遺伝子は，それをもつ個人を特定の環境に高頻度にさらさせることがあるだろう（active gene-environment correlations）．友人の数や仲間の性質，離婚，非合法な物質の乱用や依存，これらによってもたらされる経済的転帰などは，自らの遺伝子の影響を受けた性格や行動により左右される面もあることは否定できそうにない．外傷や感染といった，かつては疑いもなく"外因"とみなされていたことであっても，遺伝子の影響を受けた性格や行動が関与することで，その頻度や程度に違いが生じると考えられるわけである．

　"遺伝子は環境を作る"あるいはドーキンス, R.流に"環境は延長された表現型である"と言い換えることもあながち的はずれではない．私たちの文化（その一部にしろ）さえも遺伝子の影響を受けて作られるものであり，遺伝子と文化は共進化する余地があるのかもしれない．

　最後に，執着性格が気分障害の発症規定因子であると仮定し，gene-environment correlationsの概念を導入することで，執着性格の形成と気分障害への破綻の過程をスケッチしてみよう．

　仮に執着性格の核となる性格（これが何かが未解決である）の形成に関与する遺伝子群があり，それを与えられた子がいるとする．同じく執着性格をもつ親が作り出す養育環境やそのような性格を貴しとする文化的風土で育つことに

より，その子の執着性格は後天的にも強化されるだろう（passive G-E）。繰り返しになるが，この考え方に立てば，文化・習慣が異なれば，遺伝子との相互作用で作られる性格は異なったものとなり，異なる文化間でうつ病の病前性格として捉えられるものが外見上一致していなくともなんら不思議ではないことになる。

　強固な執着性格の持ち主となった人は，やがてはあらたな gene-environment correlations に巻き込まれることになる。すなわち，執着性格を貴しとする社会[注4]では，その性格の持ち主は尊ばれ，周囲からの信頼も厚く，より責任の重い地位への昇格の機会も増えることだろう（evocative G-E）。その行動ゆえに，頼まれる仕事を断ることもできず，また自らも周囲の期待に過度に応えようとして無理を重ねるに違いない（active G-E）。

　自ら作り上げた世界の虜となり，周囲の期待，評価に応えようとすることは，つねにあるがままの自己の常態的否定とその外延にある自己喪失へのおびえとを表裏一体とする行為である。際限なく増幅される性格と環境の円環が破綻を迎えるとき，メランコリーが訪れるのだろう。

Ⅳ　おわりに

　本稿では，進化学からみたうつの究極因を考え，うつ病を個体防御行動としてのうつ情動の均衡が破綻した現象と位置づけた。また病前性格を精神生物学的な発症規定因子と想定して，近年めざましく進んでいる性格の人間行動遺伝学的研究を資料として紹介し，メランコリーのG-E相関による構造解析を紹介

注4）高度経済成長期以降，共有価値観の喪失と剥き出しの「市場原理主義」や「自由競争」のような資本主義精神の跋扈とがあいまって，これまで経験したことがなかったような「甘え」のきかない状況に企業・労働者ともに投げ出されることになった。タテ社会を陰で支えていた日本的なセーフティーネット（系列内取引と終身雇用）が崩壊し，タテ社会的な職場の人間関係が実質的な保証を失ってしまったといえる。このような職場環境の中では，メランコリー親和型を尊び養う土壌が失われてしまうと推測できるだろう[10]。メランコリー親和型は，自由競争の中で機敏に他を出し抜き自己の利益を追求することよりも，身近な職場や家庭での常態的な秩序を大切にして安心することを望む。既成の秩序・やり方を破棄・刷新することによって利潤を生み出して成立しているグローバル化した資本主義の中では，メランコリー親和型が形成されにくく，またそのニッチは少なくなってきていることが予想される。

した。

　ヒトはヒトからしか生まれない，という生物史の必然から誰も逃れることはできない。しかしまた「人は人として生まれるのではなく，人になる」（森有正）存在でもある。人は，その人が生きる社会の歴史とその人が生きてきた個人の歴史の流れの中を生きる。喪失や敗北にしても，それがいかなる意味をもつのかは，生物史に加え，その人の個人史や社会史の中で決まることである。さらに忘れてならないのは，遺伝子に起きる突然変異，減数分裂の際の染色体間の乗り換え，受精卵の着床の成否，妊娠中の胎内環境，出産時の条件，そしてその後の長い年月をかけた発達と，すべては偶然と必然とが交差する世界である。人のこころやその病を理解することは途方も無く困難なことのように思える。しかし，次の100年に，脳科学と分子生物学とは相乗的に輝かしい前進をもたらし合い，脳についての私たちの知識は爆発的に増え，進化学にも飛躍的な発展がみられるであろう。私たちは，人の行動の近因と究極因とを，換言すれば生得的で普遍的な深層構造と，それを修飾し変形し，行動あるいはその異常として生起させる仕方とを，かなりよく理解できているであろう。

　手がかりは行動遺伝学である。人間行動遺伝学は，精神疾患の生物学的現象，心理学的現象，そして社会学的現象として観察される事象を，理論と証明によって，とぎれなく接合し，統一するための有力な方法論である。それはまた，予防や早期発見，より特異的な治療法を見いだせる可能性を含んでいるように思う。

□文　　献

1) Benjamin, J., Li, L., Patterson, C. et al.: Population and familial association between the D4 dopamine receptor gene and measures of novelty seeking. Nature Genetics, 12; 81-84. 1996.
2) ボウルビィー, J.（黒田実郎他訳）：母子関係の理論, I. 岩崎学術出版, 東京, 1976.
3) Caspi, A., Sugden, K., Moffitt, T. E. et al.: Influence of life stress on depression: Moderation by a polymorohism in the 5-HTT gene. Science, 301; 386-389, 2003.
4) チョムスキー, N.（川本茂雄訳）：言語と精神. 河出書房, 東京, 1980.
5) Collier, D. A., Arranz, M. J., Sham, P. et al.: The serotonin transporter is a

potential susceptibility factor for bipolar affective disorder. Neuro. Report, 7; 1675-1679, 1996.
6) ドーキンス, R.（日高俊隆他訳）：延長された表現型. 紀伊國屋書店, 東京, 1987.
7) Furukawa, T., Nakanishi, M. and Hamanaka, T.: Typus melancholicus is not the premorbid personality trait of unipolar (endogenous) depression. Psychiatry and Clinical Neurosciences, 51; 197-202, 1997.
8) Gold, P. W., Goodwin, F. K. and Chrousos, G. P.: Clinical and biochemical manifestations of depression. Relation to the neurobiology of stress. N. Eng. J. Med., 319; 413-420, 1988.
9) 広瀬徹也：「逃避型抑うつ」について. 宮本忠雄編：躁うつ病の精神病理, 2. 弘文堂, 東京, p.61-86, 1977.
10) 井口博登：日本におけるグローバリゼーションの進行とメランコリー親和型. 臨床精神医学, 34; 681-686, 2005.
11) 井口博登, 神庭重信：テレンバッハの『メランコリー』における認知過程の位置づけ. 臨床精神病理, 25; 191-208, 2004.
12) 飯田真：メランコリー型の発達史論－うつ病双生児の不一致症例－. 飯田真編：躁うつ病の精神病理, 3. 弘文堂, 東京, p.1-20, 1979.
13) 神庭重信, 中村中, 木下徳久：うつ病の長期薬物療法－再発への対応. 精神経誌, 96; 396-404, 1994.
14) 神庭重信：躁うつ病の脳科学－方法論から臨床研究まで. 星和書店, 東京, 1995.
15) 神庭重信：躁うつ病の生物学的構造－性格の行動遺伝学が明らかにしたもの－. 村崎光邦, 上島国利編：Central Nervous System Today-1. ライフサイエンス, 東京, p.47-51, 1998.
16) 神庭重信, 坂元薫, 樋口輝彦：気分障害の臨床, 第1章ならびに第2章討論. 星和書店, 東京, 1999.
17) 神庭重信：環境の遺伝規定性からみた「内因性」概念. 精神経誌, 102; 281-285, 2000.
18) 神庭重信, 平野雅己, 大野裕：病前性格は気分障害の発症規定因子か. 精神医学, 42; 481-489, 2000.
19) 神庭重信編：社会脳. 分子精神医学, 4(1), 2004.
20) 笠原嘉：現代の神経症－とくに神経症性apathy（仮称）について. 臨床精神医学, 2(2); 153-162, 1973.
21) 笠原嘉, 木村敏：うつ状態の臨床的分類に関する研究. 精神経誌, 77; 715-735, 1975.

22) 笠原嘉：うつ状態の臨床的分類（笠原・木村）に関する研究. 精神経誌, 81; 786-790, 1979.
23) 笠原嘉：アパシー・シンドローム－高学歴社会の青年心理. 岩波書店, 東京, 1984.
24) Kendler, K. S., Kessler, R. C., Walters, E. E. et al.: Stressful life events, genetic liability, and onset of an episode of major depression in women. Am. J. Psychiatry, 152; 833-842, 1995.
25) Lesch, K. P., Bengel, D., Heils, A. et al.: Association of anxiety-related traits with a polymorphism in the serotonin transporter gene regulatory region. Science, 274; 1527-1531, 1996.
26) Liu, D., Diorio, J., Tannenbaum, B. et al.: Maternal care, hippocampal glucocorticoid receptors, and hypothalamic-pituitary-adrenal responses to stress. Science, 277; 1659-1662, 1997.
27) マイア, E.（八木貞雄他訳）：進化論と生物哲学. 東京科学同人, 東京, 1994.
28) マイア, E.（八木貞雄他訳）：これが生物学だ. シュプリンガー・フェアラーク, 東京, 1999.
29) Manki, H., Kanba, S., Muramatsu, T. et al.: Dopamine D2, D3 and D4 receptor and transporter gene polymorphisms and mood disorders. Journal of Affective Disorders, 40; 7-13, 1996.
30) Nakamura, T., Muramatsu, T., Ono, Y., Matsushita, S., Higuchi, S., Mizushima, H., Yoshimura, K., Kanba, S. and Asai, M.: Serotonin transporter gene regulatory region polymorphism and anxiety-related traits in the Japanese. American Journal of Medical Genetics, 74; 544-545, 1997.
31) 大野裕, 中村健二：人格障害（福島章他編）. 金剛出版, 東京, 1995.
32) Ono, Y., Manki, H., Yoshimura, K., Muramatsu, T., Mizusima, H., Higuchi, S., Yagi, G., Kanba, S. and Asai, M.: Association between dopamine D4 receptor (DRD 4) exon III polymorphism and novelty seeking in Japanese subjects. American Journal of Medical Genetics, 74; 501-503, 1997.
33) Ono, Y., Ando, J., Onoda, N., Yoshimura, K., Momose, T., Hirano, M. and Kanba, S.: Dimensions of temperament as vulnerability factors in depression. Molecular Psychiatry, 7; 948-953, 2002.
34) Plomin, R.: Nature and Nurture. Brooks/Cole, 1990.（安藤寿康他訳：遺伝と環境. 培風館, 東京, 1994.）
35) Plomin, R., Owen, M. J. and McGuffin, P.: The genetic basis of complex human

behaviors. Science, 264; 1733-1739, 1994.
36) Premack, D. and Woodruff, G.: Does the chimpanzee have a theory of mind? Behav. Brain Sci., 4; 515-526, 1978.
37) Rutter, M. and Plomin, R.: Opportunities for psychiatry from genetic findings. Brit. J. Psychiatry, 171; 209-219, 1997.
38) Rutter, M.: Nature-nurture integration: The example of antisocial behavior. Am. Psychol., 52; 390-398, 1997.
39) 佐藤哲哉：気分障害の病前性格. 臨床精神医学, 29; 863-876, 2000.
40) 下田光造：精神衛生講話. 同文書院, 東京, p.85-87, 1957.
41) スピッツ, R.（古賀行義訳）：母-子関係の成り立ち－生後1年間における乳児の直接観察. 同文書院, 東京, 1965.
42) Suzuki, J., Yoshiya, L., Murashima, L. et al.: Etiology of psychiatric and neurological disorders and abnormal plasticity. In Neurotransmitters in neuronal plasticity and psychiatric disorders. Excerpta Medica, Tokyo, p.64-79, 1993.
43) 樽味伸：現代社会が生む"ディスチミア親和型". 臨床精神医学, 34; 687-694, 2005.
44) テレンバッハ, H.（木村敏訳）：メランコリー. みすず書房, 東京, 1985.

うつ病の症状構成

―制止,不安・焦燥,自殺念慮を軸として―

阿 部 隆 明

I はじめに

　近年,うつ病の社会的な認知が進み,軽症例であれば一般開業医でも適切な治療がなされているし,精神科の臨床場面でも,DSM-ⅣやICD-10といった操作的診断システムや治療アルゴリズムの普及に伴い,簡単にうつ病の診断と治療方針が立てられるようになった。このことが,統計的な比較研究や治療の標準化,ひいては精神医学の大衆化に貢献したのは間違いない。しかし,その一方で,陰性症状優位の統合失調症がうつ病と誤診されたり,不安・焦燥の強いうつ病や神経症的な症状の目立つうつ病が,不安障害や身体表現性障害,人格障害などと診断されたりするケースもまれならず見受けられる。本稿では,こうした点を踏まえ,DSM-Ⅳで取り上げられているうつ病のさまざまな症状を秩序づけると同時に,特に制止,不安・焦燥と自殺念慮に焦点を当てて,そのバリエーションを精神病理学的な観点から検討する。

II うつ病症状の整理

　Kraepelinが基本症状としての制止と良好な予後に着目して，うつ病を広く捉えたのに対し，Schneider, K.[24]は生気的憂うつという感情面を主に評価し，うつ病を循環病（Zyklothymie）の一型として狭く限定したのは周知の通りである。現代の操作的診断体系は，Kraepelinにならって，躁うつ病の範囲を「気分」障害として広く捉えなおし，統合失調症のそれを狭めている。うつ病の診断についても，確かに抑うつ「気分」などは重視されても，ほかのどの症状にも特別な診断的価値が与えられてはいない。いきおい，そこにはさまざまなレベルの抑うつ状態が混入してくる余地がある。

　まず，DSM-IV大うつ病エピソードの診断基準を俎上に載せ，うつ病症状の整理を試みる。確かに，ここでは，うつ病で比較的頻繁に観察される症状が並んでいるが，よくみると，4群に分類することが可能である（表1）。

　最初は，①抑うつ気分，②興味，喜びの著しい減退，⑥易疲労性，気力の減退，⑧思考力や集中力の減退，のようにエネルギーの低下から説明できそうな症状である。

　次に，植物神経症状であるが，興味深いことに両極性である。つまり，③体重減少ないし増加，食欲の減退ないし増加，④不眠ないし睡眠過多であり，い

表1　大うつ病エピソード（DSM-IV）のクライテリアのグループ化

I	低下症状	
	①抑うつ気分，②興味，喜びの著しい減退，⑥易疲労性，気力の減退，⑧思考力や集中力の減退	
II	植物神経症状	
	③体重減少ないし増加，食欲の減退ないし増加，④不眠ないし睡眠過多	
III	精神運動症状	
	⑤精神運動性の焦燥ないし制止	
IV	うつ病的思考	
	⑦無価値感，不適切な罪責感，⑨死についての反復的思考，自殺念慮，自殺企図	

注：○内の番号はDSM-IVでの症状の順番を表す。

ずれも前項を交感神経系の優位な興奮症状とみなすことも可能である。

さらに，精神運動面の症状として，⑤焦燥あるいは制止があるが，これは本来，ほかの症状群とはレベルが違い，うつ病症状全体の背景をなすものである。

最後に，うつ病の思考形態を反映する⑦無価値感，不適切な罪責感，⑨死についての反復的思考，自殺念慮，自殺企図である。

ちなみに，これらの症状をボン学派の基底症状評価スケール（BSABS）[17]の力動欠損に含まれる直接的な低下症状と比べてみると，I群のほとんどの症状が共通しており，その意味で全く非特異的な症状であることがわかる。さらに，睡眠過多も直接的な低下症状に含まれることや，制止とみえる症状を示す統合失調症も少なくないことを考慮すると，大うつ病の診断には5項目が必要とされるので，力動欠損の症状だけで大うつ病を診断できることになる。したがって，陰性症状主体の統合失調症も，大うつ病エピソードのクライテリアを満たす可能性がある。

こうした力動欠損からも生じる症状に対し，食欲不振や体重減少，不眠，焦燥は前述のように興奮症状とみなすことができるし，無価値感や罪責感，自殺念慮は，基本障害に対する反応ないし二次的な症状ともいえ，うつ病者の産出的症状である。

さて，ここでもう一度I群の症状を検討してみたい。先ほど，エネルギーの低下症状であると述べたが，実際には全体エネルギーが低下した状態と，エネルギーが十分あるのにその発現が制限されている事態が想定される。後者こそまさに制止（Hemmung）であり，内的な緊張をはらんでいる。これに対し，全体にエネルギーが低下した状態は弛緩であり，統合失調症の陰性症状でも観察される。このように仔細にみると，外見上は同じI群に属する症状も，緊張と弛緩の系列に分けられる。

ちなみに，食欲不振と不眠は緊張の系列に，食欲増加と過眠は弛緩の系列に組み入れられよう。精神運動症状については，焦燥はもちろん緊張の系列であるが，DSMの制止（retardation）は，後述するように精神運動の遅延化を意味し，これだけでは弛緩とも緊張ともいいがたい。いずれにしても，ドイツ語圏の制止（Hemmung, 英訳するとしたらinhibition）は，緊張の系列に属する。

ところで，DSM-IVのメランコリー型やICD-10の身体性症状を伴うものは，

従来の内因性うつ病に相当すると考えられるが，興味深いことに，食欲の増加や過眠といった症状は診断基準に入っておらず，早朝覚醒や食欲不振などの興奮性の症状だけである。したがって，ここに記載されている著しい制止も，むしろ緊張の系列に属するといってよい。結局，内因性のうつ病の診断には，興奮や緊張が重視されていることになる。ただその反面，明らかに内因性である双極性障害のうつ病相で，単極性うつ病よりも過眠・過食といった弛緩系列の症状が観察されやすいことは興味深い。ちなみに，過食・過眠を主体とする非定型うつ病も，最近はAkiskal[9]によって双極II型の異型とみなされている。

一方，無価値感，罪責感，自殺念慮は，抑うつ状態で観察されることの多い症状であるが，その内容を仔細に検討してみると，神経症レベルと精神病レベルに分けることが可能である。

III　構造力動論からみたうつ病の症状形成

DSM-IVでは，ドイツ語圏で内因性うつ病のメルクマールとして重視されてきたHemmung（制止）は，大うつ病エピソードの症状の中に，感情面の症状や睡眠障害などと並んで，retardation（制止）と名を変えて，欲動面の症状の一つとして埋没している。Ebert[14]の述べるように，欲動の制止（Antriebshemmung）と欲動の低下（Antriebsminderung）との区別が英米圏に導入されなかったのである。その後，ドイツ語圏でもうつ病の診断には気分や情動の障害が重視され，気分と同様に欲動の障害をも取り上げるのは，今日ではウィーン学派[10]を除けばほとんどない。とはいえ，制止はうつ病にとってかなり特異的であり，単なる症状を超えて，うつ病者の時間体験にもつながる根本的な障害である。Ebertは，軽度の抑うつ状態における制止の存在が，明らかな内因性うつ病の予測因子になることを証明している。

ここで，Janzarik[21]の構造力動論を導きの糸に，うつ病の症状構成を検討してみたい。まず，主体を構成する二つの軸として，構造（Struktur）と力動（Dynamik）が措定される。構造が人格構造とも言い換えられ，言語や表象の次元として，自我とも近い概念だとすれば，力動はエネルギー的な側面を表し，

感情や欲動の次元といえる。

うつ病の基本的な力動布置は，収縮（Restriktion）であり，感情と欲動の発現が制限されているということを意味し，現象としては制止に対応する。これによって，気分の反応性は低下するし，意欲も低下する。このように，先にあげたDSM-Ⅳ大うつ病エピソードのⅠ群の症状は力動の収縮から直接説明される。力動の収縮によって，利用可能な心的力動は減少し，体験野が縮小する。その結果，人格にとって中心的な心理学的価値領域が，心的力動によってもはや備給されず，身体や自己・世界領域に関する表象が顕勢化されない。すなわち，感情喪失感という意味での力動や感情性の純粋なブロックであり，その結果，身体体験の変化，身体近接的な圧迫や不安，自己無価値観，離人体験，接触回避などが生じる。こうしたあらゆる価値領域が顕勢化されないことを反映する症状は，制止の強い内因性うつ病に共通して観察される。

他方，欲動が未来の何かに対して動員され，まだ存在しないものによって呼び起こされる[13]とすれば，これが制限されることによって，生成（Werden）の流れも鬱滞する。こうして，力動の収縮，ならびにこれと表裏一体をなす内的時間の停滞がうつ病の体験を規定する。このような収縮優位の病像は，診断にそれほど苦労しない。しかし，この収縮がゆるんだときに，多様な病像が生じ，うつ病の診断や治療を難しくする。

収縮は時間経過とともに自然に，あるいは抗うつ薬の刺激によって弛緩する。それに伴い，感情備給を受けて体験野が拡大するが，内的時間が停滞し，未来に向けた思考が悲観的にとどまっていれば，一部弛緩した力動は不安定化し，正常変異に近い偽神経症的不安や焦燥性うつ病といった病像が出現する。前者については先取り的な不安，後者については心気症的不安，不全ないし罪責体験，外的所与からの脅威感を内容とする不安，あるいはテーマのない漠然とした浮動性の不安が，発作性ないし持続性に出現する。こうした力動布置がKick[22]のいう不安定化した収縮（destabilisierte Restriktion）である。

さらに，諸表象への感情備給が抑制され，本人の作業能力が不十分な一方で，一部解放された心的力動によって判断審級（超自我・自我理想）が過剰な負荷を受けると，心内緊張が高まり，強制された収縮（forcierte Restriktion）[22]という力動布置が生じる。判断審級によって自我が責められることで，抑うつはさ

らに深まる．力動の圧力がある範囲を超えると，そこから生じる緊張の増大がしばしば，メランコリー妄想の構築につながる．その具体的なテーマは，病前の価値領域の感受性にしたがって，心気，貧困，罪責妄想など，さまざまである．

このようにみると，うつ病の症状はその本態である力動の収縮に直接由来する症状と，その部分的な弛緩に伴う主体の反応としての症状に大きく分けられることになる．前者があらゆるうつ病にある程度共通の症状であるのに対し，後者は主体側の条件によって変化する症状である．筆者[8]は最近，収縮優位の状態を制止相，不安定化した収縮，強制された収縮が背景にある状態像をそれ

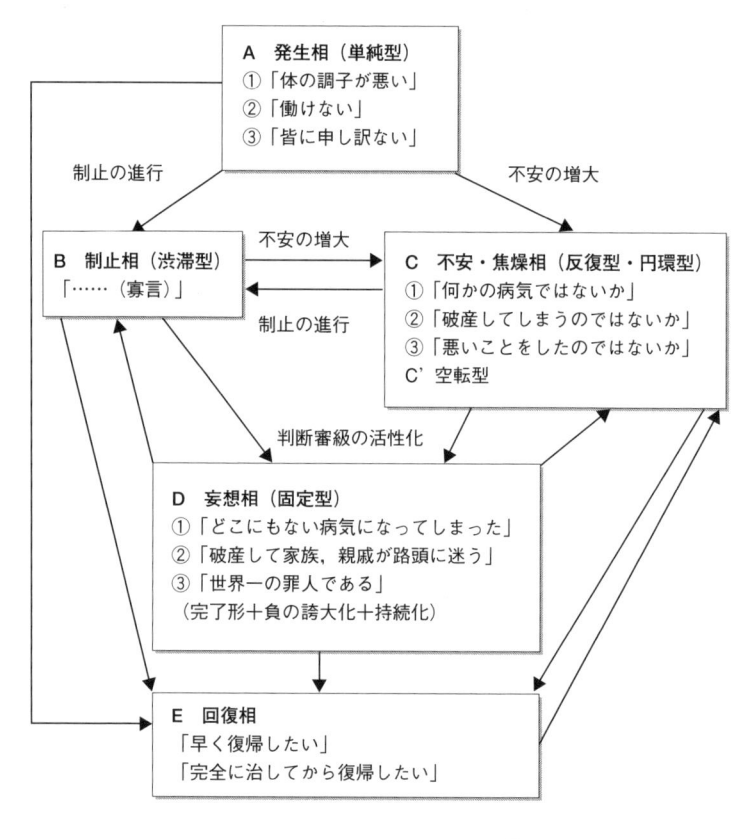

```
              A 発生相（単純型）
              ① 「体の調子が悪い」
              ② 「働けない」
              ③ 「皆に申し訳ない」

   制止の進行                    不安の増大

B 制止相（渋滞型）    不安の増大    C 不安・焦燥相（反復型・円環型）
「……（寡言）」                      ① 「何かの病気ではないか」
              制止の進行              ② 「破産してしまうのではないか」
                                    ③ 「悪いことをしたのではないか」
                                    C' 空転型

           判断審級の活性化

              D 妄想相（固定型）
              ① 「どこにもない病気になってしまった」
              ② 「破産して家族，親戚が路頭に迷う」
              ③ 「世界一の罪人である」
              （完了形＋負の誇大化＋持続化）

              E 回復相
              「早く復帰したい」
              「完全に治してから復帰したい」
```

図1　うつ病者のディスクール[8]

ぞれ不安・焦燥相，妄想相のように，経過局面として捉え返したが，こうした見方はうつ病像の把握に有用であると思われる（図1）。妄想相についてはこれまでにも何度か論じたことがある[5,7]ので，今回は最もバリエーションに富む不安・焦燥相を中心に取り上げる。

Ⅳ うつ病における制止優位の病像と不安・焦燥優位の病像

まず，表1のⅢ群の症状としてあげた力動の収縮を反映する制止と，その部分的な破綻である不安・焦燥を軸に，うつ病の病像を考えてみたい。

制止が優位の病像は，弱力性のメランコリー親和型[25]のうつ病や逃避型抑うつ[18]で観察される。真面目，几帳面，対他配慮を特徴とする病前性格をもち，葛藤を避けて確実な生活を送ってきたメランコリー親和型の患者は，本人には責任のない外的な変化を契機に抑うつに陥ることが多い。つまり，職場や家族状況の変化によって本人の役割が増えたり，あるいはそれを喪失したりすることが発病の契機となる。壮年期のメランコリー親和型は，本人も気づかないまま無理を重ねてしだいに心身が消耗すると，精神的に破綻するよりも，身体的に破綻することを選ぶ[23]。このタイプは，いわゆる仮面うつ病として，これまでにもよく論じられてきた。一旦，うつ病に罹患すると，うつをそのまま受け入れてしまい，それ以上の症状形成はないことが多い。わずかに復帰への焦りがみられることもあるが，周囲の受け入れがよければスムーズに復帰できるし，逆に受け入れに問題があると，軽うつ状態のまま遷延化することもある。

逃避型抑うつは，知的に高いエリートが職業生活での挫折を機にうつ状態に落ち込むのが典型であるが，抑うつが逃避の対象である限り，重篤化することはあまりない。制止も軽度にとどまり，希死念慮も高まらない。

以前にも論じたように，社会規範や役割への同一化が堅固であればあるほど，また生来の精力性が低ければ低いほど，制止優位の病像を呈しやすい。

他方，不安・焦燥はうつ病に限らず，躁病でも，また統合失調症や神経症圏の病態でもよく観察される非特異的な症状である。それゆえ，うつ病の症状構成において，制止とはおのずと重みが違う。Garcia[16]がかつて強調したように，

うつ病の焦燥は制止に対して二次的な性格をもち，むしろ大部分は制止の上に成立する症状ともいえる。しかも，不安・焦燥は制止と異なり，その発現機制はさまざまである。一貫して，制止が目立たず不安・焦燥が前景に出るうつ病もあれば，時期によって，制止の優位な病像から焦燥の優位の病像へと，あるいはその逆方向へと日内変動として，または一つの病相内で移行する場合もある。さらには，もっと長いスパンで病相を繰り返すうちに，制止の優位な病相から焦燥の優位な病相へと，あるいは反対方向へとシフトする症例も見受けられる。

しかも最近，こうした不安・焦燥が前景に立つ病像が増加している印象がある。われわれが1979年から1994年の間に当院に入院した内因性うつ病216症例について調査したところでは，不安・焦燥の目立ったものが142例であった。すなわち，内因性うつ病（DSMでは大うつ病エピソード，メランコリー型）で入院した患者の3分の2を占めた。これに関して加藤[20]は，不安・焦燥型うつ病の増加の原因を，過剰要求する現代社会が患者に対し，制止症状にとどまる内閉相を許さないことにあるとみている。

ちなみに，制止優位の病像は比較的一様であるのに対して，不安・焦燥はさまざまな背景からさまざまな随伴症状をもって出現するために，特に制止が軽い時期はほかの疾患と誤診されることも多い。次節では，不安・焦燥の目立つ類型をいくつかあげ，先に述べた経過論も踏まえながら，そのあたりの事情を考察してみたい。なお，ここで呈示する症例は，匿名性の保持のため，論旨と関係のない部分に関しては変更を加えてある。

V　うつ病における不安・焦燥

1. 症例1（未熟型うつ病）：男性，33歳，会社員

生活史　7人同胞の末子で甘やかされて育つ。高校卒業後，職場への不満から何度か転職する。妻と子ども二人。

病前性格　依存的，神経質，意志が弱い，プライドが高い。

現病歴 X－1年4月，独立して新しい仕事を始め，不満はありながらも何とか続けていたが，4カ月後，交通違反を契機に不眠，食欲低下，不安・焦燥が出現した。A病院精神科を受診し，抗うつ薬を投与され，一時改善したが，X年に入り，不眠，希死念慮が強いため，そのまま入院となった。制止，悲哀感，早朝覚醒，日内変動が認められたが，徐々に改善し4カ月で退院となった。

その後は義兄の会社に入り6年間は安定していたが，X＋6年，友人の会社に移ることを決め，以来，実際に入社するまで軽躁的な時期が数カ月続いた。新しい仕事に対し，不満はあったものの，かろうじて続けていたが，腰痛で入院したことを契機に再び抑うつ的となり，A病院精神科に入院となった。制止が目立つ一方で，不安・焦燥，パニック発作も認められた。このときは抗うつ薬が効果なく，希死念慮が強いため，電撃療法を施行した。以後，軽快して数カ月で退院した。

引き続き外来で経過観察したものの，症状は一進一退だった。仕事を再開するも2カ月後，仕事がうまくいかないことを苦にしたあげく，大量服薬による自殺を図った。緊急入院の結果，症状は軽快したものの，その後もすぐに自信を喪失して絶望的になり，パニック発作，強い不安・焦燥を訴えるといったことを繰り返した。客観的にみて本人には無理と思われる仕事に固執していたのが特徴的であった。

まとめ 以前報告した未熟型うつ病の1例[3]である。父母のみならず，ほかの兄弟からもかわいがられて育つため，発達途上で明確な葛藤を形成しにくい傾向にある。本来の依存性が満たされたまま成長するため，社会規範の取り入れや秩序への強い同一化による防衛も希薄で，その性格は，依存的，わがまま，自己中心的，顕示的になりやすい。周囲の保護を離れ，就職や独立が発症の契機となる。現状に満足せず，自分の高い要求水準を満たそうと新たな仕事を始めるが，そのたびに挫折して，抑うつ状態に落ち込む。当初は制止相優位のうつ病像を呈し，抗うつ薬にも反応するが，しだいに些細な契機で不安・焦燥相優位の病像を繰り返すにいたる。気分安定薬を含めた薬物療法は効果がなく，電撃療法の効果も一時的である。病相を繰り返して患者の社会復帰が難しくなると，本人の焦りを招き，この心理的負荷の持続が不安・焦燥病像の成立に寄与したものと思われる。本人の成熟を待ち，現実的な認識を支持することが最

終的には寛解につながった。

　次の症例は，前記の症例のような社会規範や秩序への同一化という意味での未熟性はないが，同様に末子であり，不安耐性が低いことが不安・焦燥優位の病像につながっていると思われる。

2．症例2（非定型うつ病）：36歳，男性，会社員

生活史　4人同胞の末子として出生。幼少時より親を困らせたことがなく，反抗期はなかった。成績優秀で地元の一流大学を卒業し，一流企業に就職する。妻と子ども2人の4人暮らし。

病前性格　真面目，几帳面，神経質。

現病歴　X-1年3月，厳しい上司から重要な企画を任されたことを契機に，激しい胸痛が出現し，近医を受診し診察を受けるも異常なかった。特に向精神薬を投与されることもなく，企画の延期とともに痛みは消失した。

　X年1月，新たな顧客獲得をめぐって，何度も上司から叱責されるうちに，立ちくらみ，不眠，動悸，食欲不振が出現し，A病院精神科を受診。うつ病の診断を受け，抗うつ薬，抗不安薬の投与が開始となった。しかし，その後も職場でのストレスは続き，2月上旬には胸痛，動悸が頻繁になり，2月中旬より，精神科の主治医の勧めに従い，1カ月の休職となった。

　仕事から離れたことで気が楽になり，食欲，睡眠とも改善し，動悸や胸痛も消失したが，復帰が近づいた3月下旬頃から将来への不安が出現し，食欲も低下，中途覚醒も目立ってきた。4月初旬，職場のことを考えて，胸が痛くなり，一日中胸の違和感，焦燥感を訴えるようになった。そのうち，希死念慮も高まったため，C病院精神科を受診し4月下旬に入院となった。

　入院当初は比較的落ち着いていたものの，しだいに職場復帰への焦りが強くなった。抗うつ薬を増量すると，しだいに落ち着き，不安・焦燥，食欲とも改善を認めた。しかし，5月下旬になると，再び復帰に対する不安を訴えるようになり，症状は一進一退となった。6月上旬，両親に来院してもらい家族面接を行った。それまで患者は両親に会うことを避けていたが，両親からもゆっく

り休養し治療に専念することを勧められ，多少落ち着きを取り戻した。

9月上旬に退院となった。職場復帰が近づいて不安感は訴えていたものの，何とか励まされながら出社した。当初は，数日勤務すると，将来に対する不安と希死念慮を訴え，毎日のように精神科外来を受診するようになった。その後，しばらくすると，不安・焦燥感は後景に退き，一日中おっくうでつらいという症状とともに，過眠，過食の症状が出現した。再度の休養により，精神症状，身体症状とも再び落ち着いた。

まとめ 末子として庇護的に育てられながらも高い知的能力ゆえに，ほとんど葛藤のない人生を送ってきたエリート社員が，仕事の負荷と厳しい上司との関係から抑うつ状態を呈したケースである。当初は動悸や胸痛などの身体症状が優位の病像だったが，職場復帰を考えるたびに不安・焦燥を強め，時にパニック発作を認めた。上司に対する隠れた攻撃性も垣間見え，上司のことを考えるたびに胸が苦しくなると訴えていた。「先のことを考えると不安で不安で，こんなに苦しいなら死んだほうがまし」だと話す。この希死念慮の強さが純粋な不安障害とは異なる。また，広瀬[18]の逃避型抑うつも，エリートサラリーマンにみられる現代的病像であるが，こちらは不安・焦燥や希死念慮は強くない。

本例では，仕事をしなければという強迫的な構えと，上司に対する恐怖感との葛藤状況が存在し，その苦しさがそのまま不安・焦燥として症状化されていて，身体化以上の加工を被らない。精神症状は状況依存性を示し，メランコリーとして深化することはないものの，不安・焦燥の優位な時期には不眠・食欲不振が，制止の優位な時期には過眠・過食が対応しており，内因性のリズムの存在をうかがわせる。前半の経過はDavidsonの非定型うつ病A型，後半のそれはV型に相当し，両者の側面を併せもつ。

このケースは，発生相で胸痛や動悸などの身体症状を訴え，制止が目立たずにしだいに不安・焦燥相に移行している。休養により一時，回復相にいたるも，復帰への不安からパニック発作を生じ，不安・焦燥相へと逆行している。さらに過眠・過食を伴う制止相を経て再び回復に向かったとみることができる。

当初は笠原の小精神療法[19]にのっとり，休養させることを中心とした対応をしたものの，抑うつが軽くなった時点では職場恐怖の様相を呈してきたため，むしろ症状はあっても励ましながら復帰させることを優先した。

3. 症例3（不安・焦燥型うつ病）：59歳，男性，会社員

生活史 6人同胞の末子。高校卒業後，一流企業に就職。妻と子ども2人。
病前性格 完全癖，几帳面，責任感が強い，社交的，熱しやすい。
現病歴 X年6月頃より仕事の量が急に増えて，休日も出勤し仕事を自宅に持ち帰る日々が続いた。

X年9月頃には，心配ごとが増え，疲労感，不安・焦燥感が強くなった。10月頃より，食欲低下，不眠が目立ってきた。テレビや新聞にも興味がなくなり，自宅では横になることが多く，出勤しても集中力，決断力が低下して能率が上がらず，会社に迷惑をかけると思うようになった。

11月上旬のある朝，受診を勧める妻と口論になり，呼吸困難，発汗，全身の震え，四肢のしびれが突然出現し，10分ほど続いた。この間，「日本中の人々に迷惑をかけてしまう」「財産が没収されてしまう」などと妻に訴えていた。その夜，家族と今後のことを相談しているうちに，突然，呼吸困難，全身の震え，四肢のしびれなどが出現し，「死ぬかもしれない」と感じたという。救急病院を受診し，諸検査を受けたが異常はなかった。

翌日，A病院精神科初診。「このままだと会社で発作が起きる」「会社を辞めたい」と不安・焦燥が強いため，そのまま緊急入院となった。当初は「会社のことを考えると落ち着かない」と述べていたが，抗うつ薬の投与により，しだいに食欲，不眠，意欲の改善が認められた。1カ月ほどすると，「会社に復帰したらまたつぶれてしまう」という不安をもらす一方で，「あんなに仕事をさせて…。自分は会社に警鐘を鳴らした」とも語った。入院後，抑うつ症状は順調に回復した。

まとめ 初老期では，女性優位に不安・焦燥の強いうつ病が観察されることが多いが，本例もその一型である。元来，執着性格をもつ患者が過労を契機に不安・焦燥優位のうつ病像を呈している。持続的な不安・焦燥の一方で，家族とのやりとりの最中にパニック発作が出現していた。発作的な自律神経症状とともに，「死ぬのではないか」という二次性の恐怖も認められる。罪責念慮，貧困念慮も垣間見られ，全体的な病像は典型的な内因性うつ病のそれであるが，希死念慮はみられず，死への恐怖が出現している点は興味深い。さらに注目す

べきは，患者の発言の中に会社に対する攻撃性が認められる点であり，このパニック発作の背景に怒りを想定することもできよう。

ところで，焦燥は必ずしも二次的に起きるとは限らない。例えば，病前の葛藤状況から反応的に不安・焦燥が生じ，内因性のうつ病像に至るケースを考えてみたい。

4. 症例4（状況反応的妄想性うつ病）：43歳，男性，自営業

病前性格 社交的，義理堅い，世話好き，完全癖，思い込みが激しい。

現病歴 X－3年から，自治会の役員となった。2年後，親友であるA氏を自治会の会長に推して実現した。その年の役員会の席で，「自分がやらないと自治会がごちゃごちゃになってしまう」と言い，「自分が次の会長になる」と約束したという。

X年4月，約束どおり患者が会長になったが，「会長になれば陥れられるのではないか」「前会長がもう1年やりたかったのに，自分のために1年で辞めた。それを恨んでいるのではないか」「ほかの住民が自分を怒っているのではないか」ともらし始めた。

5月上旬より，不眠，食欲不振，頭重感，不安・焦燥感が出現してきた。5月下旬からは，「通行人が自分のことをひどい人だとみている」ような気がしたり，近所の人が自宅を指して，「古い家だね」というのを聞いて，「自分の家をつぶそうとしているのではないか」と考えたりするようになった。

6月に入ると，周囲の人々に対する被害的な自己関係づけがさらに発展し，「市役所に行ったら，今までタバコを吸わなかった職員がタバコを吸っている。それは，私を8年前の放火事件の犯人に仕立てようとしているのだ」といった妄想知覚も認めた。

その後も「陥れられて死なないといけない」と不穏のため，6月下旬にB病院を受診し，4日後に入院となった。抗うつ薬の投与に反応し，不眠，食欲不振，頭痛はまもなく消失し，周囲に対する被害的な関係づけもなかった。「家をつぶされる」という訴えも1週間で消失し，精神的にも安定したため，7月

下旬に退院となった。

まとめ かつて筆者が報告した状況反応的妄想性うつ病[7]（妄想型うつ病Ｉ群）の症例[1]である。ある程度固定したうつ病妄想を語る「自生的妄想性うつ病」[7]が妄想相に属するのに対し，本症例のような生活史上の葛藤に由来する妄想は不安・焦燥相に位置づけられる。つまり，循環気質に執着性格の要素をもつ患者が，自治会長を引き受けたことを契機に不安・焦燥の強い妄想性うつ病を発症している。本症例では，自治会長になりたいという意欲と，自分がなって周囲にどう思われるかという不安との葛藤が背景にあり，しかも自分からこの件を持ち出し自ら葛藤に巻き込まれていく。かつてBlankenburg[12]は，妄想性うつ病患者の多数に，典型的なメランコリー親和型に加えて，自己愛的傾向，敏感的傾向，特に軽いヒステリー傾向があり，みずからRemanenz（負い目性）に巻き込まれていくと指摘し，この点で，自己に責任のない状況の変化によってRemanenzが成立する生気的うつ病者と対照的であると述べているが，これらの観点はまさに本症例に当てはまる。その結果，自責を残しながらも，処罰する主体が外部に投影される形の迫害妄想が混在することになる。

構造力動論的には，制止は最初みられず，不安・焦燥が顕著で力動の亢進症状が認められ，一種の混合状態とみることも可能である。Berner[10]の述べるように，力動の動揺（dynamische Unstetigkeit）ともみなせる。この場合，それまで適応のよかった比較的堅固な構造が急激な状況の負荷により代償不全を起こし，構造の一時的な弛緩と収縮型の力動逸脱を同時に招いたものと思われる。こうした力動布置を背景に否定的な表象が賦活され，妄想知覚が出現しているが，統合失調症ではなく感情病圏の病態でこの種の症状が観察されることはまれではない。

ここで，うつ病で出現する不安・焦燥について，構造力動論的に包括的に検討してみたい。Janzarikによれば，不安とは，「高度で過剰な力動の刺激による過剰要求と脅威を構造がこなせなくなる」ことに原因がある。また，Frommer, J.[15]は，不安症状の力動布置を部分的な「力動の拡大」（dynamische Expansion）とみなす。とはいえ，躁状態における全面的な力動の拡大とは全く様相を異にし，欲動面の亢進は認められるものの，気分や思考面の亢進は認

められない。ちなみに、こうした力動の部分的な拡大が自生的、突発的にみられるのが、パニック障害といえよう。

一方、前述したように、うつ病の基本的な力動布置は収縮（Restriktion）と規定されるが、収縮の強い状態では部分的な力動の拡大という不安の布置が生じることはまれである。つまり、筆者の経過的観点からすれば、収縮の強い、すなわち制止の顕著な制止相では不安症状は起きにくいが、この収縮がまだ完成しない発生相や、収縮がゆるみ力動が不安定化する不安・焦燥期では不安が混入しやすいといえる。また、復帰への不安が浮上してくる回復相でも不安症状は出現しやすい。

症例に即していえば、症例1, 2は発生相、不安・焦燥相、回復相のそれぞれにわたって、症例3は発生相、不安・焦燥相において不安症状が顕著にみられるが、特に後2者のパニック発作は、実際の職場で、あるいは職場のことを考えたときに生じており、この点で状況関連性をもった症状といえる。

さて次に、不安症状を呈しやすいうつ病患者の臨床特徴を考えてみたい。一般に、個体の構造側の要因として、不安準備性（刺激開放性、感情呼応性、非影響性）や、力動の動きに耐え、これを顕勢抑止し統合する能力が関与しており、力動面の要因としては、体質的な賦活水準が重要である。すなわち、構造の安定性が低く、生まれつきのリビドー水準が高いと、不安症状をきたしやすいといえる。

構造の安定性は若年期ではまだ低いし、脳器質的要因の加わる初老期以降でも低下する。性格的に未熟な患者も構造安定性が低いといえ、いずれの場合も、力動収縮が不安定化しやすく、不安症状を呈しやすい。ちなみに、症例3は高い力動水準を感じさせる初老期例、症例1, 2はやや未熟な要素を認める壮年期患者である。一方、女性に不安・焦燥病像が出現しやすいのも、男性に比較して女性のほうが生物学的に不安準備性が高いためと思われる。

また、外からの力動の負荷は力動の部分的拡大を招きやすくする。つまり、抗うつ薬を含めた薬物による刺激や、自生的な力動の変動も不安症状の出現に寄与するが、とりわけ状況からの負荷が重要である。ここにあげた症例1, 2, 3とも職場環境をめぐる心理的、身体的ストレスがパニック発作の誘因となっており、いずれも職場調整を行ってはじめて回復した。また、症例4は、比較

的堅固な構造をもつものの，生活史に由来する「侵襲的な体験作用」[21]がこれを代償不全へと導いている。

次に表1の第Ⅳ群の症状としてあげたうつ病の思考形態について論じてみたい。

Ⅵ 無価値感と罪責感，自殺念慮

上で述べたように，無価値感は力動の収縮に対する主体の直接的な反応である。あらゆる価値領域に心的力動が備給されず，価値実現が阻止されるために生じる症状であり，その意味では，身体症状と同様に，内因性のうつ病に潜勢的に存在するといえる。

それに対して罪責感は，うつ病に必須の症状ではなく，社会文化や個人に依存している。これまでにも，うつ病の比較文化的な研究から，ヒンズー・イスラム文化圏ではうつ病者に罪責感がみられないこと，発展途上国（アフリカ，サウジアラビア，イラク，インド，コロンビア，フィリピンなど）では，むしろ身体症状を訴えるうつ病者が多いことが指摘されている[2]。

罪責主題そのものも時代変遷があり，現在では宗教的な戒律に対する違反よりも世俗的な義務の不履行が問題となり，職業能力の低下に伴う不全感や心気念慮の増大が観察されている。病者の関心はいわば，神→世間→自己へと縮小しているといえる。このようにうつ病者を非難する審級の権威が低下してきたことと，罪責感の弱さは関連するかもしれない。実際，近年増加している逃避型抑うつや未熟型うつ病の自責感は弱く，先に呈示した症例の中でも，自責感を顕著に示した症例は少ない。

また，罪責の内容についても，「皆に迷惑をかけて申し訳ない」という浅い神経症レベルから，「取り返しのつかないことをして永遠に罰せられる」という妄想レベルまでバリエーションがある。前者は対他配慮を示す弱力性のメランコリー親和型において，後者は自己愛的傾向の強い妄想性うつ病者において聴取されるディスクールである。

一方，自殺念慮はこうした罪責感と並んで自己愛の傷つきに端を発すること

が多い。例えば，何らかの不幸なライフイベントから人生に絶望して抑うつ的になり，希死念慮を抱くことがある。さらには，うつ病に罹患して作業能力の低下が生じたために，二次的に仕事面や対人面での破綻を招き，自殺を図ることがある。いずれも，うつ病の発生相でまだ制止が進行する以前に観察されることが多く，職場や家庭ではほとんど異変に気づかれずに突然自殺を図る症例などもある。回復相の自殺も，ある程度了解可能である。つまり，その原因は患者が復帰後に期待される役割と本人のまだ不十分な能力との乖離を悲観することにある。このように，状況と関連した希死念慮の例には事欠かない。

　その一方で，メランコリー性希死念慮と呼んでよい，うつ病体験から直接生じる死への衝動がある。しかし，制止の強い時期は，自殺企図のエネルギーすら湧いてこない。自殺の危険が生じるのは，むしろ力動の収縮が部分的にゆるむ時期である。「生きているのがつまらなくなって」と自殺企図の理由を語る患者がいる。うつ病における中心的な症状である精神運動制止や気分の反応性の低下が著しいと，「何もしたくない」「何をやってもおもしろくない」し，普段であれば楽しめていたはずの趣味にも関心がなくなり，たしなんでいたアルコールですら，まずくて飲めなくなってしまう。食欲や性欲といった基本的な欲求すらなくなる。内在的な時間が停滞し，苦痛に満ちて喜びのない現在が永遠に続くように体験されるのである。欲動の改善がみられ始めたときに，この事態を断ち切る行為が自殺企図なのである。Binswanger[11]によれば，うつ病者の自殺は生からの逃避や一種の断念ではなく，現存在がそこで奮起しうる最後の主題性である。この構成は「最後の努力」によるもので，しかもしばしば，きわめて気力に満ちた，まさに苛酷なまでの努力によるものなのである。ただ，患者本人は必ずしもこれを意識しているわけではない。不安・焦燥の極でこの努力が貫徹されると，幸い助かっても当人は覚えていないことがある。

　このように，了解可能な神経症的解決としての希死念慮と，うつ病体験に直接根ざすメランコリー性希死念慮がある程度区別されるが，筆者の経過論に基づけば，前者は発生相や回復相に，後者は不安・焦燥相に位置づけられる。

　以下では，希死念慮が病像の中核となった症例を呈示し検討する。

1. 症例5：女性，21歳，学生

生活史 2人同胞の第2子として出生。成績優秀で，地元の高校卒業後，一流大学に進学する。大学入学後はアパートで一人暮らし。精神科的遺伝負因はない。

病前性格 几帳面，神経質，内気で熱中性あり。

現病歴 X－1年，大学2年になって，サークルのまとめ役を引き受けた。この1年はサークルの仕事，学業で忙しく，3～4時間しか眠れず気分も沈みがちになる。時折，少し動いた程度で疲労感を覚え，自分の一つ一つの動作も映画の一こまのように思われ，ものが遠くなるような感覚が生じた。このような体験は8月から1カ月に1回，1週間程度続いた。この年の10月にはA精神科で抗うつ薬の投薬とカウンセリングを受けたが，その後も症状は持続した。

X年3月頃より希死念慮が強いため，9月中旬，B病院に入院となる。入院時，希死念慮については，「生きている感じがしなくて苦痛だった。生きている実感がまるでなかった」と述べ，「血を見て痛みを感じれば生きていることが感じられるんじゃないか」と思ったという。

9月下旬，主治医の一言が頭から離れなくなり，繰り返し考えこむようになり，10月に入ると，知覚の変容感を伴った抑うつ感が生じる。10月4日，1週間後，主治医が回想的にその文脈を説明すると，奇妙なほど素直に納得してしまう。このときの面接では，主治医になれなれしく話しかけ，少しはしゃいだような印象を受けた。その翌日から，年齢に相応した礼儀正しい態度に戻った。

その後，抑うつで始まり軽躁で終わるエピソードは，5～10日の周期で繰り返されたが，短い経過の中で自殺をめぐって三つの時期が区別できた。制止が強く「死ぬことばかり考えている」時期，不安・焦燥が高まり手首自傷などで実行に移そうとする時期，切迫感がなく演技的に自殺をほのめかす時期，である。こうした周期が翌年2月中旬まで繰り返されるが，気分安定薬の調整により，1カ月あまり安定した状態が続き退院となった。

まとめ 以前，呈示した反復性短期うつ病の症例[4]であり，経過そのものは定型的なうつ病と異なるが，メランコリー性希死念慮のあり様を見事に示している。制止が強い時期は離人症状を伴い，「生きている実感のない」苦しさ

から逃れるために希死念慮が生じ，制止がゆるんでくると実行に移そうとする。しかし，抑うつ状態が去るとともに，希死念慮も全く消失してしまう。本例では，現実生活の葛藤はうかがわれず，この希死念慮も本人の生活史とは無関係である。

　一方，希死念慮自体はもともと神経症的葛藤に由来するものの，うつ病症状の変化に並行して，その様相が変化する症例もある。

2．症例6：65歳，男性，無職

生活史　2人同胞の第1子として出生。大学卒業後，会社勤務の後，父親の家業を引き継ぐ。妻との間に3人の娘をもうける。長女は婚出し，次女は自殺している。現在は家業を三女に譲っていて，妻，三女の3人暮らし。

病前性格　内気，粘り強い，心配性。

現病歴　X－24年3月，父親との葛藤から，不眠，食欲不振，意欲低下が生じ，一度，精神科を受診したが，その後は問題なかった。

　X－13年頃，うつ病の次女のことで悩み，再度A病院精神科を受診し，薬物療法を受けるようになった。定期的に通院を続けていたが通院に時間がかかるため，X－6年より，近医にて薬のみ処方されていた。

　X－2年5月頃，長女もうつ病で入院したことで，自分の家系には精神病の遺伝負因があると思い悩むようになった。また，期待していた三女が結婚しないと宣言したため，跡継ぎがいなくなってしまうと心配し始めた。こうした状況の中で，多額の追徴課税があることがわかり，さらに抑うつを深めた。12月下旬，睡眠薬を大量服用して自殺を図った。生命保険で税金を払えるという思いもあったらしい。翌朝，家族に発見されA病院に緊急入院となった。

　その日の夕方覚醒したが，相変わらず希死念慮を認めたため，抗うつ薬の投与が開始された。翌日までは眠気が強く，2～3日はやや沈みがちで，胸の苦しさを訴えていた。しかし，食欲はあり，4日後には胸の苦しさが消失し，気分もすっきりしましたと述べ，レクリエーションに参加するなど，活動性が上がってきた。しだいに他患への干渉が多くなり，病棟の問題に関して看護師に

も注意をするようになった。多弁で迂遠傾向があり，話し出すと2時間も止まらないことがしばしばだった。

しかし，入院後一貫して希死念慮があることを公言してはばからなかった。死を美化した言動が認められ，加入している保険会社が経営不振から4月以降の保険支払額が半額になってしまうという理由で，3月中には死にたいと切望していた。

2月の間は活動的であり，やや軽躁的な状態であったが，面接では早く退院して死にたいと繰り返していた。芸能人が結婚式をあげたホテルを確認しては，そこで贅沢三昧過ごしてから死ぬのだと公言していた。

3月に入る頃から，やや抑うつ的となり，3月上旬，散歩に出かけると言って，病棟を離れた。枕もとからは遺書と思われる文書が発見された。人気のない場所で自殺の準備をしていたところ，不審に思った通行人に発見され，事なきをえた。

帰院後は，「2度も失敗して情けない」と語り，その後も希死念慮に変わりなく抗うつ薬や気分安定薬にも反応しないため，3月下旬より無痙攣性電撃療法を7回施行した。健忘が残存する間，抑うつ状態は認められなかったものの，記憶が戻るにつれて再び抑うつ状態となり，希死念慮を公言するようになった。その後も症状は一進一退で，磁気刺激療法が一時的に効果を示したものの，やはり全体の病像には大きな変化がなかった。

12月中旬より三環系抗うつ薬，気分安定薬にmethylphenidateを追加したところ，苦悩を忘れられるときができるようになったとプラスの評価をするようになった。12月下旬には，「生きていくのもいいものだ」という発言もみられるようになった。その後は外泊を繰り返して順調に回復し，4月には長期入院を終えて退院となった。以後，外来では2年以上安定しており，「どうしてあのときにあんなに死にたいと思ったのかわからない」と述懐する。

まとめ　非常にプライドの高い初老の紳士。跡継ぎとして期待して育てた長女に裏切られ，次女は自殺している。頼みの三女も結婚しないと宣言し，自分には後継者がいないと悩むようになった。加えて，多額の追徴課税があったこともうつ病発症の誘因となっている。

入院前より，一貫した希死念慮を公言していた。跡継ぎのいない苦悩が語ら

れ，気分が多少改善しても，役割を喪失した自宅には帰ろうとはしなかった。プライドが高く自分がうつ病であることを知られまいという思いも強かった。希死念慮は，抑うつ状態では「清く正しく死にたい」と述べられるのに対し，軽躁状態では「贅沢三昧してから死にたい」と語られるのが特徴的であった。いずれにしても，このままでは自分の家系が途絶えてしまうことに対する無念さと，自分の思うとおりにしてくれない家族に対する攻撃性がうかがえた。抑うつ状態では，この希死念慮が切迫し，実際に自殺企図にまで至っている。薬物療法的にはさまざまな薬剤，電気痙攣療法，磁気刺激療法などが試されたが，三環系抗うつ薬，気分安定薬にmethylphenidateを追加したところ，最も安定し，希死念慮の消失につながった。加えて家族面接を繰り返し，本人の自己評価を高める形での対応も奏効したと思われる。

　このケースでは，生活史に根ざした葛藤が抑うつ状態で活性化されており，希死念慮自体は抑うつ状態が一時的に改善しても持続していた。当初は抑うつが軽くなった時点で本人の葛藤を取り上げて，精神療法的アプローチを試みたが，希死念慮は消失しなかった。結局，薬物療法で抑うつをさらに軽くした時点で，ようやく本人の思考にもゆとりが出てきた。一見，抑うつ神経症的な病像でも，やはり十分な身体的治療を行うことが精神療法の前提となることを改めて考えさせる症例であった。

Ⅶ　おわりに

　DSM-Ⅳの大うつ病性エピソードのクライテリアにあげられた症状を検討した。確かに，抑うつ気分や関心の低下といった中核的な症状は，どのうつ病でも共通して存在する。しかし，これまで述べたように，そのほかの症状は表面上の記載は同じでも，その背景や病理はさまざまである。確かに治療アルゴリズムにのっとった治療は合理的であるが，その精神力動を考慮することによってはじめて，きめ細かな治療が可能となる。薬物療法に頼りすぎることも，神経症的な葛藤のみに目を奪われて精神療法的なアプローチのみを重視することも，患者の利益にならない。うつ病の身体的基盤と精神症状との絡み合いに十

分目配りした上で,薬物療法や精神療法,環境調整を考慮する必要があろう.

□ 文　献

1) 阿部隆明:「妄想型うつ病」の精神病理学的検討-うつ病妄想の成立条件-病前性格との関連-. 精神経誌, 92; 435-467, 1990.
2) 阿部隆明:うつ病軽症化の社会文化的背景. 臨床精神医学, 22; 291-297, 1993.
3) 阿部隆明, 大塚公一郎, 加藤敏他:「未熟型」うつ病の臨床精神病理学的検討. 臨床精神病理, 6; 239-248, 1995.
4) 阿部隆明:躁うつ混合状態. 風祭 元編:精神科ケースライブラリー 気分障害と類縁反応. 中山書店, 東京, 1998.
5) 阿部隆明:精神病像を伴う気分障害-妄想性うつ病を中心に. 臨床精神医学, 29; 961-966, 2000.
6) 阿部隆明:うつ病の心気・身体関連症状. 精神科治療学, 17(7); 817-823, 2002.
7) 阿部隆明:妄想性うつ病. 精神科治療学, 17(増); 167-172, 2002.
8) 阿部隆明:うつ病者の語り. 新世紀の精神科治療, 中山書店, 東京, 2003.
9) Akiskal, H. S. and Benazzi, F.: Atypical depression: a variant of bipolar II or a bridge between unipolar and bipolar II? Journal of Affective Disorders, 84; 209-217, 2005.
10) Berner, P.: Psychiatrische Systematik. Dritte, überarbeitete und ergäzte Auflage, Verlag Hans Huber, Bern Stuttgart Wien, 1982.
11) Binswanger, L.: Melancholie und Manie. Neske. Pfullingen, 1960.（山本巌夫, 宇野昌人, 森山公夫訳:うつ病と躁病. みすず書房, 東京, 1972.）
12) Blankenburg, W.: Wahnhafte und nichtwahnhafte Depression. Daseinsanalyse, 6; 40-56, 1989.
13) Braasch, F.: Die Dichotomie der Depressionen als Folge des Jaspers-Theorems. Nervenarzt, 57; 526-531, 1986.
14) Ebert, D.: Psychopathologie und Verlauf leichter affektiver Psychosen. Fundamenta Psychiatrica, 4; 119-123, 1990.
15) Frommer, J.: Die Bedeutung des strukturdynamischen Ansatzes für eine Theorie der Neurosen und Persönlichkeitsstörungen. Nervenarzt, 74; 23-29, 2003.
16) Garcia, C.: Phänomenologisches Spektrum endogen-depressiver Agitiertheit. Nervenarzt, 57; 108-112, 1986.

17) Gross, G., Huber, G., Klosterkötter, J. et al.: BSABS Bonner Skala für die Beurteilung von Basissymptomen. Springer-Verlag, Berlin Heidelberg, 1987.
18) 広瀬徹也:「逃避型抑うつ」について．宮本忠雄編：躁うつ病の精神病理, 2. 弘文堂, 東京, 1977.
19) 笠原嘉：うつ病の治療と社会復帰．笠原嘉編：精神病と神経症, 1. みすず書房, 東京, 1983.
20) 加藤敏：現代日本における不安・焦燥型うつ病の増加. 精神科, 1(4); 344-349, 2002.
21) Janzarik, W.: Strukturdynamische Grundlagen der Psychiatrie. Enke, Stuttgart, 1988.（岩井一正, 古城慶子, 西村勝治訳：精神医学の構造力動論的基礎. 学樹書院, 東京, 1996.）
22) Kick, H.: Psychopathologie und Differentialtypologie depressiver Angst. Nervenarzt, 68; 48-54, 1997.
23) 宮本忠雄：現代社会とうつ病．臨床医, 68; 1771-1773, 1978.
24) Schneider, K.: Klinische Psychopathologie. Georg Thieme Verlag, Stuttgart, 1962.（平井静也, 鹿子木敏範訳：臨床精神医学. 文光堂, 東京, 1957.）
25) Tellenbach, H.: Melancholie. Springer, Berlin, Heidelberg, New York, 1961.（木村敏訳：メランコリー. みすず書房, 東京, 1978.）

「逃避型抑うつ」再考

広瀬 徹也

I はじめに

　「逃避型抑うつ」を弘文堂の『躁うつ病の精神病理 2』[5]に発表してから，すでに四半世紀が経過した。まだ時々引用，言及されるところをみると，今日でもその病態は存在し，認知される場合があるといえそうである。もっともこの病態は典型的にはエリートサラリーマンにみられ，産業精神医学の分野で問題となっただけに，昨今の経済不況による厳しい労働環境では真っ先にリストラの対象になりかねず，目立たない方向にあることが想像されるが，病態そのものがなくなるとは思われない。

　この病態がわが国特有のものか否かが問題であるが，外国での学会発表の際の反応をみるかぎり，北欧の学生相談の分野やアジアの一部で同様な例をみたとのコメントが得られているので，わが国固有のものとはいえない。ただし，残念ながら注目されているとはいえないことは確かである。もっとも，外国でも長らく日陰の扱いを受けてきた非定型うつ病がDSM-IV[1]に取り入れられて以後，注目度が高まってきたが，それとの異同を通して，この病態が国際的な接点をもちうる可能性はまだ残されているといえよう。

II 研究小史

　最初の逃避型抑うつのケースに遭遇したのは，筆者が帝京大学医学部に赴任する前，現在の職場である晴和病院に若手の医師として勤務していた昭和40年代のことである。当時の先輩の医師は性格の問題ではないかとみていたし，上記の本の出版の1年前に行われたワークショップで「逃避型抑うつ」として発表した際も，故M教授から感情障害とみることはできないと批判された。もっとも小此木が産後うつ病の男性版かもしれないと興味を示してくださったのが救いであった。いずれにしても新しい臨床単位の提唱を，特に無名の若手が行うのが容易でないことはいうまでもないことで，その認知，存続は超未熟児のように，風前のともし火といった感があった。

　その後，笠原嘉がいくつかの論文で評価のコメントを書かれたことで，注目度が上がった感があり，さらに，飯田真や大原健士郎らの著名教授の言及で，うつ病の新しい病態としてしばしば引用されるようになって，超未熟児の危うさを脱することができた。これらの諸先生にこの稿を借りてお礼申し上げる。そもそも筆者は笠原・木村の「うつ状態の臨床的分類に関する研究」[8]に強いインパクトを受け，その精緻，網羅的な分類からはみ出るものとして「逃避型抑うつ」を提唱したので，笠原の臨床精神病理学は出発点であり，同時に眼前にそびえる山のような目標とでもいえるものであった。

　その笠原が逃避型抑うつに近い退却神経症や退却うつ病[9,10]を提唱したので，その異同について検討を迫られることとなった。発病年齢の違いや神経症的傾向の有無，軽躁の有無などが鑑別点になると思われたが，佐藤哲哉が表1[16]のようにメランコリー型うつ病と退却神経症を対極に，中間に逃避型抑うつを置く見事なシェーマを主題とする論文[17,18]を相次いで発表して，相互の位置付けとともに逃避型抑うつの独立性を確かなものとした。さらに松本ら[15]が中年やブルーカラーにもみられることを指摘する論文を発表して，逃避型抑うつの広がりを明らかにしつつ，臨床単位の確立に貢献した。まさに意外なところから強力な援軍を迎えた形となったのである。

表1　3病態のまとめ[16]

	メランコリー型	逃避型抑うつ	退却神経症
母との関係	稀薄	母の期待に添う限りで濃厚	無条件に濃厚
父との関係	従属することにより保護される	形骸化した父性像	父の不在
児童以降の成長	メランコリー型の小児型	常に母の期待に添い続ける	両親の期待の埒外にいるが十分なバックアップをうける
心理的な家族状況 F：父 M：母 P：患者 R：同胞	F　　M □　　○ 従属 P　　△ 　　R	F　　M □　　○ 　　濃厚 　　□ 　　P 　　△ 　　R	F　　M　　P □　　○濃厚□ 　　△ 　　R
病前性格	社会的権威に過度に一体化する	本業以外の生活空間や女性との結びつきを求める一方，形骸化した父性像に促され自己の優位をたもちながら社会的役割と一体化しようとする	両親の期待に添わず，しかも無条件に高い評価を得ようとする。女性との結びつきを求めない
発病状況	社会的権威から引き離される状況	社会的組織への異例な従属が要請される状況，同時に本職以外の生活空間の狭隘化を伴う	両親の価値観を受け入れることで自己評価を高めることがもとめられる状況 ＋ 退却により低評価をうけない環境（大学生活）
発病年齢	40歳以降	25〜30歳前後	20歳前後
病像	抑うつ	抑うつ，退却，逃避傾向	退却

III　症例提示

　ここで最初の論文に発表した症例のうちの1例とその後の症例を1例あげる（いずれもプライバシー保護のため，精神医学的本質を損なわない範囲で改変を加えてある）。

1. 症例A：男性，初診時25歳，会社員

　東京の山の手生まれ。同胞3人の末子で上に2人姉がいる。父親はある中小企業の社長を長らく務めたあと，現在会長の地位にある。社交的でやり手，かつ支配的である。母親はきゃしゃな体格で病弱であり，神経質で取り越し苦労が多い。

　両親に大事に育てられたが，幼少期から扁桃炎で発熱することがよくあった。また，その頃，消防自動車を怖がったという。その他の点では問題なく，学業成績も優秀で一流の国立大学の文系に現役で入学した。大学ではバスケットボール部に属し，後輩の面倒見のよいキャプテンだった。性格的には明朗，協調的，親切である一方，テレビのホームドラマを見て涙するなど情にもろく，繊細でもある。むきだしの負けず嫌いではないが，他人に対するライバル意識はあり，「常に兄貴的に振る舞いたかった」と述べたことがある。熱中しても長続きはせず，几帳面であるとはいえない。

　大学生になっても扁桃炎によくかかり，寝込むことがあったため，摘出手術を受けた。寝込む際，熱があまりなくても異常に強い発汗がみられたという。

　大学4年の卒論の準備を始める時期になって，うつ状態がはじめてみられた。主として抑制が主体と思われる寝込みが続くため，内科の医院に1カ月入院。抗うつ薬による治療で軽快，卒論も仕上げることができた。

　卒業後，大手の某自動車会社に入社。東北の支店勤務となり，寮生活を始めた。当初は順調にいっていたが，その年の終わりに仕事量の増大と一致してうつ状態となり，先の内科医院に1カ月間入院した。その後1年間は安定して仕事を続けられたが，過労のあと再び寮で寝込んだままの状態になったため，精神科に入院することになった。当初入院に抵抗があったが，数日で抑制が軽減するとともに適応し，「模範患者」になっていった。さらに将来医師になりたいと言って，治療者に接近してきたこともある。

　抑制が消失後も日内変動や異常発汗は3週間くらい持続したが，imipramineなどの抗うつ薬により1カ月半で寛解，退院，直ちに職場復帰できた。その後も1年半にわたり服薬なしに安定して責任ある仕事を行った。

　ところが，職場に偏屈な社員が配属され，その人に気を遣うようになってか

ら次第に抑うつ的となり，欠勤して実家から外来通院した。この間にした見合いがまとまり結婚し，その勢いで復職できたが，2カ月後の正月休み中から悪化し，休みが明けても寝込みが続いた。悪阻に悩む新妻が入院を勧めても1日延ばしにするだけで，らちが明かないため，母親が説得に出かけ，日内変動で抑制が多少とも軽減する夜を利用して夜行列車で上京，実家に戻った。しかし，入院に抵抗するため，義兄が説得に乗りだして，ようやく入院にいたった。その際，「昨晩はひとりで入院しようと決心していたのに」と義兄まで駆り出されたことに不満と弁解を述べる反面，「いずれここに来なければいけない気がしていたので，すっきりした」ともらしていたのが印象的であった。

　入院3日目から前回同様元気に院内を動き回るようになり，ギターを弾いて夕食後の患者のコーラスの中心になっていた。しかし，今回は今までのようにスムーズに退院までいかず，外泊中に抑制が強まって，帰院日が遅れることがしばしばあった。特に，外泊中会社からの電話で4月から東京に異動となるが，本社でなく販売店への出向になると聞いてショックを受け，寝込んだまま帰院できなくなり，再び義兄の説得を借りて半ば強制的に帰院するという一幕もあった。患者自身，東京勤務は希望していたが，秋頃を予想していたため，ふいを突かれて驚いたこと，本社でなく販売店勤務となってプライドが傷つけられたことをのちに認めていた。4月上旬，新しい勤務先に挨拶に行くことを自ら予定していながら，その前日から喉の痛みを訴えて寝込み，断りの電話を妻にかけさせた。

　病院からの出勤は体裁が悪いからと抵抗を示していたが，説得により，5月1日，病院からの試験出社を始めた。週末は妻と外出するなど比較的元気であったが，月曜日には身体が重いと出勤せず，不快そうに寝込んだまま問いかけにも応じない。夕刻，姉から無事に出勤できたかとの問合せの電話を受けたあと，涙を流しながら，「どうして出勤できなかったか自分でも嫌になる」と治療者に向かって珍しく悔しさを表明した。

　その後も出勤が何日か続くかと思うと，また欠勤するなど安定せず，出勤できた日も努力を要する事態に直面すると異常に発汗し，その後身体が冷えて喉が痛くなるなど，幼少時期からの"扁桃炎"の軽い症状がみられた。また，「1日休むと，そのあと出勤するか欠勤するかと迷っているうちに具合が悪くなっ

ていく」と述懐し,「逃避」への迷いに莫大なエネルギーを消費して,1日の欠勤が連続欠勤へと拡大していく過程を自己分析していたことがある。2週間の連続出勤ができたあと,6月に退院したが,その後も出勤,欠勤の波はあり,外来治療を継続していた。その年の秋,再び欠勤が持続するようになったが,同じ病院に入院するのは恥ずかしいとの理由で,某病院に入院することとなった。

2. 症例B:男性,初診時31歳,会社員

東京生まれ。父親は眼科の開業医で,経済的には何不自由なく育った。幼稚園から大学を卒業するまで目立ったところのない,手のかからない存在であったという。父親は病弱で,神経質。あまりかまってもらった記憶がない。母親は社交的でやり手。母親は過保護の傾向があったが,反面,医院の手伝いで患者と接する時間は多くはなく,放任の要素も混じっている。患者は血を見るのが嫌いで医者になるのはあきらめ,某一流私立大学の経済学部に現役で入学。大学時代は映画研究会に属したが,それほど熱心には活動しなかった。大学3年生のとき,父親が心臓病で死亡。唯一の同胞である5歳上の姉が医大を出て,現在医院を継いでいる。なお,姉は独身である。

大学卒業後,大手の金融会社に入社。入社2年目に同じ職場の女性と恋愛結婚。数年間の地方勤務を経て東京本社に戻っている。1男1女をもうけ,実家から電車で30分ほどの東京近郊に居を構えた。

性格は凝り性の反面,移り気で,ムラがある。外聞を気にして見栄張りの一面があるが,周囲にすぐ気付かれない程度で,他人への気遣いもできるため,適度にユーモアのある礼儀正しい人とみられている。マージャンが好きで,元気なときは金曜の夜遅くまでして,土曜に朝帰りとなることもしばしばであったとのことだが,そのようなときには元来ヒステリー性格の妻は怒りを爆発させる。患者は自分の趣味を妻に受け入れてもらいたいと泣いて懇願したこともあるという。マージャンへの欲求は仕事の進み具合と関係があり,仕事へのプレッシャーから逃れたいときにやりたくなるが,そうでない場合は容易に自制できるという。

酒は機会的に飲む程度で，本質的には好まず，喫煙もしない。家族負因として，父親が長らく不眠症で悩んでいたが，自己治療で対処していたという。

幼少時期はしばしば扁桃炎にかかり，9歳時，扁桃摘出術を受けている。高校生の頃から軽い躁うつ的な気分の波を自覚しているが，日常生活上問題になるほどではなかった。

31歳時まで特に破綻を示すことなく過ごしてきたが，その年の8月から週に1～2日休むようになった。朝，めまい，嘔気，発熱などあるため休むが，内科的には軽度の脂肪肝以外に異常を認めない。会社でも仕事が手につかない感じで，緊急性のある仕事ほど手をつけずに先延ばしするため，上司の勧めで10月に会社の医務室に精神科医を訪ねてきた。

契機としては6月に社内の機構改革があって責任が増したこと，2番目の子どもが生まれたあと，7月に分譲マンションを買って転居したなどのライフイベントがある。のちにローン返済が負担になるほどのマンションであるが，妻の言では"マンションを買って急に力が抜けたようだった"という。患者自身，家庭の幸せをマイホームの購入においていたので，マンション購入による目標達成で虚脱感を感じ，それが発症に関係していたことをのちに治療関係の中でも認めている。

患者にとって上司は性急に成果を出したがる人で，自分のペースで仕事をやらせてもらえない不満があり，上司の指示を無視したくなるともいう。不眠のため朝起きられず欠勤することがあるが，不眠は持続せず，また不眠がなくても欠勤するので両者の関連は一義的でない。なお欠勤に際して，自分で会社に電話せず妻にさせるのが常である。月曜日から2～3日連続して休むことが多いが，週末の家族との遠出が契機になっていると思われる場合がある。

朝から家で寝込む場合のほか，会社近くの駅まで来ながら足がすくんでしまい，そのまま別方向に転じて映画をみて帰宅することもある。当初，欠勤は長期化することはなく，数日程度に留まった。出勤できる日は患者も軽躁状態と認めるほど元気なときもあり，患者が職場にいるだけで雰囲気が明るくなると言われてうれしくなり，いっそう元気が出たと語ったことがある。

Amoxapine 75mg/日，alprazolam 1.2mg/日などを投与しながら，支持的ならびに指示的精神療法を開始した。一時好調となり，雑誌を半年ぶりに読んだ

と報告する。元来，家では雑誌やビデオを見ることが多く，会話が少ないと妻に文句を言われることがしばしばであった由だが，抑うつ状態のためそれらもできない状態が続いていたわけである。

　その後も好調が続き，自ら中心となって準備した会議が成功し，大いに達成感を味わったが，そのあと荷おろし状況で再び抑うつ的となり，遅刻が続く。それが原因で夫婦げんかになった際，"病気だから甘えさせろ"と妻に言ったところ，"病気なんかじゃない"と言われてカッときたという。妻は患者が会社を休むと不機嫌になって，夫婦げんかの際に包丁を持ち出したり，離婚するとわめいて家を出たりするなど衝動のコントロールが悪く，あとで謝っても患者は傷ついたままで，抑うつが強まる悪循環となる。妻自身，失声症となり，実家に戻って治療を受けたこともある。妻が帰宅後，患者が実家に帰り，そこから通勤をスムーズに続けたことがあるが，妻に"マザコン"と言われたことを気にして自宅に戻った。

　父親が病弱であまりかまってもらった思い出もなく，叱られた経験がないことが，上司に怒られるのに慣れない原因であると自己分析したことがある。実際はその点だけでなく，上司に一体感を求めては得られない体験を繰り返したことも関係していよう。

　1年以上続いた好調が組合活動で孤立したことを契機に抑うつ的になった。孤立の原因は患者が独走気味であったことにあり，好調とはいってもやや軽躁気味であったと思われた。朝，家は出るが途中で方向転換して夕方まで外でブラブラ過ごしては帰宅する型の欠勤もみられ，頑張って出勤できたときにも他人との会話中，異常に発汗したり，欠勤中に自分の仕事を他人がすでにやったのを知って，とり残されたような惨めな気持ちになり，それが次の欠勤の要因となることもあった。そうした時期には家では過食気味で，妻との会話を避けてひとりで雑誌やビデオを夜遅くまで見る生活パターンになりがちであった。

　人事考課の時期や昇進発表時期が迫ると期待と不安から緊張が高まり，昇進できないと判明したあと数日寝込む状態もみられた。欠勤日数を含めた自己の勤務評価を客観的に行えれば，避けられる事態といえるが，甘い判断，甘い自己評価のなせる業である。

　昇進への期待がはずれた数カ月後，重要な仕事を控え，重圧を感ずる時期が

あったが，これまでになく強い不眠と抑制，寝込みがみられて，1カ月の連続欠勤となったことがある．不眠については，昼夜リズムの逆転の影響もみられたが，中途覚醒が顕著であった．食欲はむしろ旺盛で，間食は禁止の指示を守っていたが，三度の食事をしっかり食べて1カ月間に5kg増えている．しかし，性欲はなくなり，妻の不満をつのらせる結果となった．このような状態ではビデオを見る元気はなく，妻が外出中に幼稚園に通っている娘の世話もわずらわしくなったと言い，抑制が強まっていたことは明らかである．希死念慮も一過性に生じたが，強いものではなく，むしろ，欠勤が1カ月と長びいたことで，出社時の不安が家で寝ていても強くなっていた．この間は主治医との電話連絡で医務室から薬を送る方法をとったが，最終的には受診のために医務室にだけ現れるようになり，2週後には出社恐怖を克服して復職に成功した．

その後，長期欠勤はみられなかったが，数日から1週間の短期欠勤は繰り返された．家庭や仕事面での誘因がはっきりしないこともあり，その場合は，週末を家族とともに外出などをして楽しんだあとに多い傾向が認められた．リラックスして仕事から完全に解放された気分転換を行うことは，患者にとっては仕事の世界へ戻りがたくする危険を伴うことが明らかとなったので，週末の過ごし方についても指導を行った．具体的には土曜日は自由に過ごしてよいとしても，日曜日の午後からは外出を控えさせ，翌日からの勤務に対する心の準備をさせた．診察も週2回行うことにして，好調時のやりすぎや気のゆるみにも目を光らせるようにした．こうした努力の成果か，約1年間目立った欠勤なしに過ごすことができ，仕事上の成功もあって，長らく待ち望んだ昇進を果たし，係長になった．

軽躁状態が時々みられることから，薬物療法上は carbamazepine 400mg/日を維持量として使用した．抗うつ薬は種々用いて，それぞれある程度効果はあったものの，持続しない傾向がみられた．Amoxapine, sulpiride, nortriptyline, trazodone などが比較的有効で，trazodone は過眠，過食に有効の印象も得たことがあるが，無効な病相もあり，評価は定まらない．

IV 退却神経症との鑑別

　筆者は表1の佐藤の記載[16]におおむね賛成であるが，心理的な家族状況のシェーマで逃避型抑うつのところはPがMの下に，RがPの下にくるのがより適切であると思われる。女性である母親や姉との関係が強いからである。優位性については，筆者（症例A）と佐藤も別の論文[16,17]で述べているように，優位な状況でのリーダーシップが特徴的といえる。発病状況では上司との関係が近年のケースで重要であることが判明している。すなわち，上司との一体感がもてるうちは好調に仕事ができるが，それが失われると仕事への意欲がなくなり，出社困難に陥るというものである。これは土居健郎[3]がうつ病の精神力学として，以下のように一体感の喪失を重視しているのと符合しており，精神力動的にも逃避型抑うつのうつ病圏への帰属がこの点からも証明された形になっている。土居はうつ病患者の幼児期について，次のように述べている，「すなわち彼らは，幼時ある種の持続的な精神的外傷を受けて親に甘えるらしく甘える体験を持たず，そのかわりとして想像上の一体感を抱くようになったと考えることである」。逃避型抑うつの場合は，想像上の一体感を上司に向けているということになる[7]。

　表2は，筆者が逃避型抑うつと退却神経症の相違点をまとめたものである。第一の選択的抑制と退却こそ臨床的に鑑別が容易でない面があるものの，全体

表2　逃避型抑うつと退却神経症の相違点

	逃避型抑うつ	退却神経症
1.	選択的抑制	選択的退却
2.	軽躁状態ありうる	軽躁状態なし
3.	抗うつ薬の効果あり	抗うつ薬の効果なし
4.	日内変動あり	日内変動なし
5.	ヒステリー症状あり	ヒステリー症状なし？
6.	優位な状況でのリーダーシップ	優位な状況でのリーダーシップなし
7.	女性との結びつき強い	女性との結びつき希薄
8.	熱中の時期あり	凝り性
9.	弱力性ヒステリー性格，自己愛的	強迫的，統合失調気質的
10.	20歳代後半〜30歳代	20歳前後

的には差異が案外明瞭であることがわかる。先にも触れたように，軽躁状態がありうること，すなわち双極Ⅱ型の経過になりうることや，日内変動の存在，それに抗うつ薬の効果があることが気分障害であることの重要な証拠である。

その他に行動上の特性が逃避型抑うつで多くみられる。なかでも女性との結びつきが強い逃避型抑うつに対して，退却神経症ではそれとは対照的に希薄である点が目立つ。逃避型抑うつでは母親との関係が濃厚であるだけでなく，姉や妻の援助も受けやすく（症例Bのように病期中に結婚した例すらある），慢性経過であっても離婚にいたりにくい。一方，退却神経症では女性に背を向けがちであり，結婚することは稀である。そうした点からも，退却神経症は笠原[8,9]が指摘する強迫的な性格特徴だけでなく，統合失調気質の要素があることがもっと強調されてもよいと思われる。ところで逃避型抑うつと女性の結びつきが強い要因は何によるのであろうか。彼らが母親に過保護に育てられたために，真の意味で甘えられなかったといえる点は土居の理論に符合するが，一方で甘えなくとも女性に保護される要因を長年培ってきていて，それが母性本能を刺激するためといえないだろうか。

Ⅴ 弱力性ヒステリー傾向

女性との結びつきの強さや優位な状況でのリーダーシップ，それにヒステリー症状を含めて，逃避型抑うつにみられる弱力性のヒステリー傾向としてまとめたのが表3である。古典的ヒステリーに較べて特徴が一段階弱められて曖昧

表3 「逃避型抑うつ」にみられるヒステリー傾向
－古典的ヒステリー概念との比較－

古典的ヒステリー	逃避型抑うつ（弱力性ヒステリー傾向）
被暗示性亢進	ムードに支配されやすい
自己顕示性	"ええ格好しい"，優位性のある状況でのリーダーシップ
幼児的退行	母親，女性との結びつきの強さ
疾病逃避	寝込み，出社拒否
転換	出社恐怖の際あり
解離	遁走

になっていることが弱力性と呼ぶ所以である。ヒステリー性格は典型的には女性でみられ，彼女らが男性の寵愛を受けやすいことを考えれば，女性の庇護を受けやすい男性の特徴をヒステリー性に結びつけることはあながち根拠のないことではあるまい。彼らには人を押しのけて自分を目立たせる自己顕示型性格といえるものはないが，後輩に対して面倒見のよい部活のキャプテンであったりする（症例A）。すなわち，優位な状況でのスマートなリーダーシップが彼らの真骨頂で，関西弁の"ええ格好しい"[6]がその辺の特徴を言い得て妙である。これらは弱力性の，すなわち弱められたヒステリー性格，ないしは演技性性格といえよう。

出社困難状態での寝込みは選択的抑制ともとれるが，Kretschmer[14]が指摘したようにヒステリー性の要素は否定できない。健忘を伴わない遁走も解離症状に入れられようし，出社恐怖の一つの症状として失立失歩がみられたこともあり，追いつめられた状況ではヒステリー症状が稀ならずみられる。逃避型うつという呼称も，ヒステリー性との関係を示唆してのものである。解離性ヒステリー症状である遁走は逃避の最も極端な形といえよう。

弱力性のヒステリー性格者の軽い抑うつは，英語圏でhysteroid dysphoriaと呼ばれるものに名称的には近い。表4は，Kleinら[13]が提唱したhysteroid

表4　Hysteroid dysphoriaの特徴[4]

---
1. 極端な拒絶に対する過敏
    a. 拒絶に反応して突然抑うつに
    b. 反応は過食（甘味への欲求），過眠（床についている時間のほうが長い），またはエネルギー喪失（極端な疲労，麻痺したような無気力）
2. 過去2年間に拒絶に関連して4回以上のうつ病相
3. 自己評価は他人の承認に左右される
4. 抑うつは自生的でない
5. ヒステリー的，派手，でしゃばり，誘惑的，自己中心的で要求がましいなどの性質をもつ正常範囲の性格
6. 以下のうち最低3つをもつ：アルコール，大麻または鎮静剤を抑うつ時に使用，中枢刺激剤を時に乱用，正常な時期でも気が大きく活動的，正常体重を維持するために慢性的なダイエットが必要，社会的判断の悪さ，周囲の賞賛に励まされ報いられる思い，抑うつ時にひきこもる，自殺のゼスチュアや脅し，抑うつ時に自傷
---

dysphoria を Himmelhoch ら[4]がまとめたものである。自己評価が他人の承認に依存しているため，拒絶にあうと容易に抑うつに陥り，自傷やひきこもりを示すというもので，境界性人格障害を思わせるが，自己中心的，要求がましいなどのヒステリー性格の特徴はあるものの，正常範囲の性格と記載されている。しかし，これはやはり軽度の境界性人格障害というべきで，若い女性のケースには該当しても，逃避型抑うつとはかけ離れていることは明らかであろう。Hysteroid dysphoria という名称だけが逃避型抑うつへの類似をにおわせるが，似て非なものというべきである。

Ⅵ 非定型うつ病との関連

　ところで，概念をさらに広げて，hysteroid dysphoriaが属する非定型うつ病についてみると話は別で，逃避型抑うつが接点をもつ唯一の国際的疾病分類といえる。非定型うつ病はWestとDally[19]が1959年に今日に通用する概念を提唱しているにもかかわらず，長らく注目されずにいたのが，DSM-Ⅳになってようやくatypical features specifier[1]として採用され，国際的分類に認知された形となった（表5）。

　当初の特徴は過眠，食欲や性欲の亢進といった逆転した自律神経症状のほか，パニック，恐怖症状や強迫などの神経症症状を示し，当時のうつ病の主要な治療法であった電気ショック療法に無効という意味で非定型うつ病と呼ばれるようになったものである。さらに依存的，不安定，ヒステリー性格などの性格病理を示し，慢性経過とまで記載された内容は，時代を考慮するとほぼ完璧といえるものである。その後，1982年にDavidsonら[2]が，不安の強い非双極性のA型と，ひどいだるさ（leaden paralysis），逆転した自律神経症状を示すV型（単極性と双極性）に分け，概念が一層精緻なものとなった

　DSM-Ⅳ[1]では，過眠と過食，ひどいだるさ（leaden paralysis）とhysteroid dysphoriaで重視された持続的な拒絶への過敏性（interpersonal rejection sensitivity）に加え，気分の反応性が重視されている。逃避型抑うつでは不眠はあっても食欲の減退はあまりみられず，時に過食がみられる点は非定型うつ

表5 非定型の特徴の特定用語 Atypical Features Specifier (DSM-Ⅳ)[1]

▶該当すれば特定せよ：
非定型の特徴を伴うもの（大うつ病性障害または双極Ⅰ型または双極Ⅱ型障害で気分エピソードの最も新しい病型が大うつ病エピソードである場合に，最近2週間の大うつ病エピソードの間にこれらの特徴が優勢であるとき，または気分変調性障害の最近の2年間に，これらの特徴が優勢な場合に適用することができる）。
A. 気分の反応性（すなわち，現実の，または可能性のある楽しい出来事に反応して気分が明るくなる）。
B. 次の特徴のうち2つ（またはそれ以上）
  (1) 著明な体重増加または食欲の増加。
  (2) 過眠。
  (3) 鉛様の麻痺（すなわち，手や足の重い，鉛のような感覚）。
  (4) 長期間にわたり対人関係の拒絶を起こす過敏さ（気分障害のエピソードの間だけに限定されるものではない）で，著しい社会的または職業的障害を引き起こしている。
C. 同一エピソードの間にメランコリー型の特徴を伴うもの，または緊張病性の特徴を伴うものの基準を満たさない。

病に類似しており，拒絶への過敏性もある程度認められる。しかし，最も似ているのは leaden paralysis に近い抑制中心の病像でありながら，出社を前にしてみられるパニック，恐怖症状であり，ヒステリー性格などの性格病理とともに，DSM-Ⅳ より West らのオリジナルの記載に共通点が多く見出される。Davidson らのⅤ型とA型が時期を違えて同一症例にみられるのが逃避型抑うつといえると考える[7]。このように国際的な分類との類似点は非定型うつ病に最も多くみられるが，そこにある唯一の精神病理学的指標である拒絶への過敏性も，上司に一体感をもてずに拒絶されたと感ずる逃避型抑うつからみると，病理の捉え方が一般的で，浅いといえる。したがって，逃避型抑うつと非定型うつ病に共通点はみられるが，両者を同一とみることはできない。なお，逃避型抑うつでは出社恐怖がみられるのが特徴的であるが，一般のうつ病でも不安だけでなく恐怖症状がみられることがもっと注目されてよいと考える。うつ病で広くみられる嫌人症も恐怖症状であるが，そのことが十分認識されていないように思われる。

VII 逃避型抑うつの疾病学的位置付け

既述の結果をまとめて，逃避型抑うつの疾病類型的位置付けを図式化して示すと，図1のようになる。すなわち双極Ⅱ型障害，非定型うつ病と気分変調症と共通部分をもつといえる。気分変調症については慢性軽うつ病として特徴はDSMでも強調されているが，慢性化に関わる精神病理学的問題として，青壮年期の患者については特に自己同一性の不確かさがあると筆者は考えている。逃避型抑うつの場合は職業性の同一性の不確かさがあるので，気分変調症との接点が少なくないはずである。また，これまで述べてきたように，自己愛性格やヒステリー性格などと病前性格としての接点を有するといえよう。双極Ⅱ型との関連で執着性格的要素も多少は認められるが，メランコリー親和型性格との関連は乏しい。

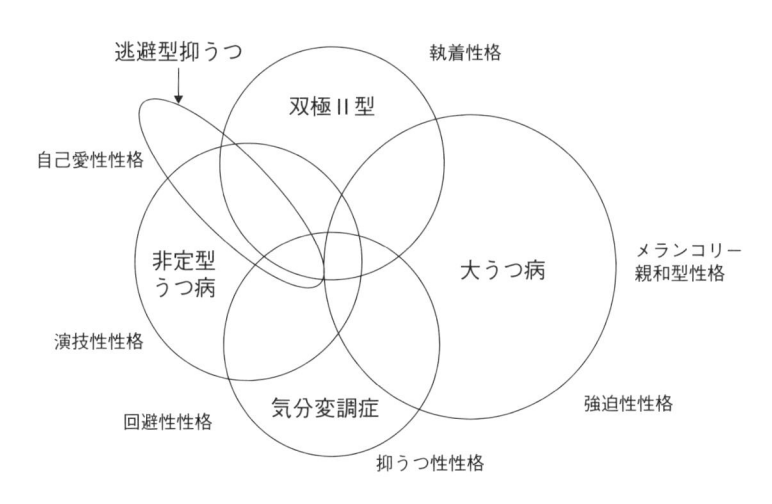

図1　気分障害のスペクトラム
－病前性格との関連－

VIII 逃避型抑うつと境界人格構造

逃避型抑うつのケースが，大学までの学生生活では破綻なく，むしろ余裕を

もって楽しめるにもかかわらず，会社生活で破綻する要因は何であろうか。もっとも学生時代でも卒業論文を提出する必要のある場合は自主性を要求されるためか，かなりの負担を感じ，軽い発症をみることが知られている（症例A）。卒業論文にしても仕事にしても主体的に取り組んではじめてうまくいくのであり，充実感を伴い，自己実現につながるといえよう。その点でつまずく彼らには同一性拡散の存在が疑われる。その説明に役立つのがKernberg[11]の境界パーソナリティ構造である[7]。

彼は表6のように，神経症パーソナリティ構造，境界パーソナリティ構造，精神病パーソナリティ構造の3つに分けたことで知られる。逃避型抑うつが現実検討能力は保たれ，精神病パーソナリティ構造と異なることは明らかである。問題は神経症パーソナリティ構造か境界パーソナリティ構造のどちらであるかだが，自我同一性に問題があること，防衛機制に分裂（splitting）があることを考慮すると，境界パーソナリティ構造であると結論付けられよう。彼らの欠勤中のぬけぬけとして悪びれない遊びの姿勢などは，splittingによってはじめて説明可能となる。そして，Kernberg[12]が境界パーソナリティ構造（BPO）の特徴にあげた表7の記載のように，同一性拡散による職業，仕事に一体化しに

表6　パーソナリティ構造の分類[11]

	神経症 パーソナリティ構造	境　界 パーソナリティ構造	精神病 パーソナリティ構造
自我同一性	＋	－	
防衛機制	抑圧	分裂（splitting）	
現実検討能力	＋		－

表7　境界パーソナリティ構造（Borderline Personality Organization）[12]

1. 同一性拡散：a. 仕事や職業に没頭できず，人生の方向性が不確実
　　　　　　　b. 多形に倒錯した幼児的傾向を伴った混乱した性生活
2. 自我脆弱性の非特異的現われ：
　　　　　　　不安耐性や衝動コントロールの欠如
　　　　　　　昇華機能の欠如（仕事上の安定性，恒常性，創造性の欠如）

注）ただし，高水準（high level）なものは同一性拡散はあっても，自我機能が発達し，超自我も統合され，よい適応のものがある。

くい特徴もそこから導き出せるのである。

　彼はさらに高水準か低水準かで相違が出ることを記載しているように，高水準ではこのような構造であっても職業上よく機能できることを付記しているのはケースによる差異や同一症例での経時的相違を説明でき，概念の精緻さを実感できる。ちなみに彼は高水準の境界パーソナリティ構造に関連する人格障害には自己愛性，演技性，依存性などをあげ，低水準には精神病パーソナリティ構造により近いものとして，妄想性，統合失調症型や境界性人格障害をあげている。逃避型抑うつが自己愛性や演技性人格障害と関連するのも彼の概念に合致していよう。また，軽躁を低水準に，気分循環性（cyclothymic）を躁成分がより少ないものとして高水準に位置付けているのも，逃避型抑うつのケースに照らしてみると納得がいく。このようにKernbergの境界パーソナリティ構造を援用することによって逃避型抑うつの精神病理の理解が深まる事実は，逃避型抑うつの発表当時には思いいたらないものであった。

IX　治療について

　治療論が確立できないのが逃避型抑うつの最大の弱点といえるが，SSRIが奏効した例はあり，薬物療法への期待はなお大きいものがある。（出社）恐怖症状に長時間作用型の抗不安薬であるethyl loflazepate（メイラックス）が反跳性不安を起こすことなく使用でき，有用である。Leaden paralysis的抑制にはamoxapine（アモキサン）もある程度役立つ。Sulpiride（ドグマチールなど）はこれら両方の症状に有効である。軽躁を示す者にはlithiumやcarbamazepine（テグレトールなど）などの気分安定薬が用いられてよい。

　産業精神医学的には，上司との関係に格別の配慮が得られれば経過が好転することが期待できるが，昨今の厳しい労働環境でそれを求めることが難しくなってきているのは残念なことである。もっとも，降格や異動などの会社の厳しい処遇によって，治療への動機付けが高まる場合は精神療法が有効になり，改善が期待できるので，何が幸いするかはケース・バイ・ケースともいえる。経過が長引くものでは入院治療も試みる価値がある。病院からの出勤は早期出勤

を可能にする決め手となりうる。

　出社恐怖に対する行動療法として，復職前から朝会社の玄関に入る訓練をさせたり，復職後は他の社員が出社する前の早朝出勤をさせることで，最初の関門を突破できることがある。朝の出勤が日内変動などで無理なケースでは，午後の半日出勤から始めたり，連休後に欠勤しやすい特徴があるので，症例Bのように休みの最後の日には遊びに出ず，翌日の出社に備えさせるなど，きめ細かくスケジュールを組んで指導する必要がある。

X　おわりに

　1978年に逃避型抑うつについて発表後，ケースが増えたことや難治例が多いことなどもあって，名称は注目され，認知されてきた印象があるが，その内容については十分に理解されているとはいえないようである。これまでにも部分的には書き加えたり，佐藤哲哉や松本雅彦らの付加的，発展的な論考があったが，四半世紀を経た現時点での再検討を試みた。

　わが国以外にも類似の症例はみられるようであるが，本質的にはわが国特有のものといえそうである。そこには息子が長ずるまでの母親の過保護，過干渉，学歴社会と大学入学後の学生の自主性を育てない，厳しさを欠く教育環境の影響が認められる。

　国際的な疾病類型との関連では，非定型うつ病や気分変調症と関連がみられ，自己愛性，演技性人格の要素をもち，伝統的精神医学の用語では弱力性のヒステリー性格および症状の特徴があることを指摘した。また，この類型の理解にはKernbergの境界人格構造の概念が役立つことを強調した。治療的にはSSRIに期待がもてるが，難治の例が多く，行動療法を含めたきめ細かい治療法の開発が今後の課題である。

☐文　　献
　1) American Psychiatric Association: Diagnostic and Statistical Manual of Mental

Disorders, 4th edition (DSM-Ⅳ). Washington, D. C., 1994.
2) Davidson, J. R., Miller, R. D., Turnbull, C. D. et al.: Atypical depression. Arch. Gen. Psychiat., 39; 527-534, 1982.
3) 土居健郎：うつ病の精神力学．精神医学, 8; 978-981, 1966.
4) Himmelhoch, J. M. and Thase, M. E.: The vagaries of the concept of atypical depression. In: (ed.), Howells, J. G. Modern Perspectives in Psychiatry. Brunner/Mazel, New York, p.223-242, 1989.
5) 広瀬徹也："逃避型抑うつ"について．宮本忠雄編：躁うつ病の精神病理, 2. 弘文堂, 東京, 1977.
6) 広瀬徹也：ええ格好しい－逃避型抑うつの場合－（特集：精神科臨床における話し言葉の具体例）．精神科治療学, 16; 903-905, 2001.
7) Hirose, T.: Absenteeism in Japanese salaried men in terms of bipolar Ⅱ. J. of Affective Disorders, 68; 96-97, 2002.
8) 笠原嘉, 木村敏：うつ状態の臨床的分類に関する研究．精神経誌, 77; 715-735, 1979.
9) 笠原嘉：退却神経症Withdrawal neurosisという新カテゴリーの提唱．ステューデント・アパシー第二報．中井久夫, 山中康裕編：思春期の精神病理と治療．岩崎学術出版, 東京, p.287-319, 1978.
10) 笠原嘉：退却神経症．講談社, 東京, 1988.
11) Kernberg, O.: Borderline personality organization. J. Am. Psychoanal. Assoc., 15; 647-685, 1967.
12) Kernberg, O.: A psychoanalytic model for the classification of personality disorder. 精神分析研究, 40; 155-168, 1996.
13) Klein, D. F.: Differential diagnosis and treatment of the dysphoria. In: (ed.), Gallant, D. M. and Simpson, G. M. Depression. Spectrum, New York, p.127-154, 1976.
14) Kretchmer, E.: Hysterie, Reflex und Instinkt. Thieme, Stuttgart, 1948.（吉益脩夫訳：ヒステリーの心理．みすず書房, 東京, 1963.）
15) 松本雅彦, 大森和弘：精神疾患の現代的病像をめぐって，感情障害とその周辺－「逃避型抑うつ」中年型．精神医学, 32; 829-838, 1990.
16) 佐藤哲哉：逃避型抑うつおよび退却神経症の精神病理と発達史－内因性単極性うつ病との比較をとおして．臨床精神病理, 7; 147-160, 1986.
17) 佐藤哲哉：逃避型抑うつおよび退却神経症の精神病理（その2）－病前性格の発達と成人の発達課題との関連－．笠原嘉編：躁うつ病の精神病理, 5. 弘文堂, 東京,

p.55-86, 1987.
18) 佐藤哲哉：現代の家族とうつ病. 精神医学, 31; 633-641, 1989.
19) West, E. and Dally, P. J.: Effect of iproniazid in depressive syndromes. Br. Med. J., 1; 1491-1495, 1959.

うつ病と最も関連する
パーソナリティ特徴は？

－当世うつ病病前性格事情－

坂戸 薫・坂戸美和子

I はじめに

　特定のパーソナリティがうつ病の発症と関連することが，これまで多くの臨床家や研究者によって報告されてきた。こうした観察のいくつかは今日でも臨床的事実として広く受け入れられている。とりわけドイツの精神科医Tellenbachが提唱したメランコリー親和型性格（Typus melancholicus）[28]は，下田が見出した執着性格[27]との類似性と相俟って，わが国では圧倒的に支持され，うつ病の病前性格のスタンダードとなっている感がある。

　こうした背景をふまえた上でわが国におけるうつ病のパーソナリティ研究を振り返ってみると，たいていは病前性格を発病状況などとの絡みから考察し，うつ病との関連性や発症メカニズムを明らかにすることに重点を置いてきたように見える。なかには優れた研究も少なくない。しかし，それらは共通して，少数例から出発し，観察された事象を何らかの理論に基づいて説明しようとする方法論をとっているものが多い。したがって導き出された結果は理論主義的

な性格にならざるを得ず,「風が吹けば桶屋が儲かる」的と批判されてもしかたがない面がある。一方,パーソナリティの評価方法の発展に伴い,うつ病に親和的と考えられるパーソナリティの評価を目的とした検査も考案されるようになり,近年こうした検査を用いてうつ病との関連を実証的に検討しようとする試みがわが国においても定着するようになってきた。例えば,ドイツのZerssenらが作成したF-listを用いた研究[22,24],笠原の質問票を用いた研究[24,25,29]などは,この領域における代表的なものである。その他にもZerssenらのミュンヘン人格検査（Munich Personality Test; MPT）[19],Boyceらの対人敏感性評価尺度（Interpersonal Sensitivity Measure; IPSM）[20]を用いた研究などもある。また最近ではTemperament and Character Inventory（TCI）[26]やNEO-PI人格検査[10]などの包括的なパーソナリティ検査を用い,次元アプローチ的にうつ病との関連を明らかにしようとする試みも見られる。こうしたトレンドは,医学・薬学などの生物科学分野において,生物統計学などの適切な分析手法を用いてバイアスの少ない結論を導き出すことを目指そうとするEBM（Evidence-Based Medicine）の今日の隆盛を見れば,当然の成り行きと言えよう。なお「理論主義」と「実証主義」とは相互補完的な関係にあるべきであり,わが国で言うところの「精神病理学」と現代欧米で言うところの「精神病理学」との関係も同様であることは言うまでもないことを付け加えておく。

　現時点での内外の実証的研究を展望してうつ病との関連が示唆されるパーソナリティの次元をあげると,Zerssenらが提唱する硬直性rigidity[31],Blattの依存性（dependency）と自己批判性（self-criticism）[6],Boyceらの対人敏感性（interpersonal sensitivity）[7],Beckのsociotropyとautonomy[5],Hewittらのperfectionism[12]などがあげられよう。しかしこれらをざっと見た限りでは,類似性はあるものの同一のものではないように見えるので,これらが真にうつ病に特異的であるのかどうかについては疑問の余地が残る。したがって,パーソナリティとうつ病に関する仮説を検討する上で,どのパーソナリティの次元が最もうつ病と関連するのか,また各々の間にどのような関係があるのかなどについて明らかにする必要があると思われる。

　本稿では,上述のパーソナリティ検査のうち代表的な3尺度,MPT[31],Depressive Experiences Questionnaire（DEQ）[6],およびIPSM[7]をうつ病患者

と正常対照者に実施し，これらによって測定されるパーソナリティの次元，すなわち，硬直性，依存性と自己批判性，および対人敏感性と，うつ病との関係を検討することによって上の問いに答えることを試みた。加えて近年典型的なうつ病を診る機会が少なくなった（？）という声を臨床現場で耳にするが，うつ病像の時代変遷とともに病前性格も変化している可能性があり，こうした観点からの考察も試みた。

II 方　法

1．パーソナリィ検査

（1）ミュンヘン人格検査（MPT）

MPT[31]は，ドイツのZerssenらによって作成された全51項目からなるパーソナリティ検査で，ドイツ精神医学の中で伝統的に支持されてきた精神疾患の病前性格を7つの次元で評価する。これらの下位尺度は次の通りである

① 外向性（extraversion; E）
② 神経症傾向（neuroticism; N）
③ 欲求不満耐性（frustration tolerance; F）
④ 硬直性（rigidity; R）
⑤ 孤立化傾向（isolation tendency; Is）
⑥ 神秘傾向（esoteric tendencies; Es）
⑦ 社会規範志向（orientation towards social norms; No）

①と②の外向性と神経症傾向は，Eysenck[8]が提唱するそれぞれに相当するものである。③の欲求不満耐性は，16PF人格検査のFactor C（ego strength）にほぼ相当すると考えられる[31]。④の硬直性はTellenbach[28]のメランコリー親和型性格の主要構成要素である几帳面，秩序愛といった強迫的側面を表す。⑤と⑥の孤立化傾向と神秘傾向は，シゾイドパーソナリティ障害と失調型パーソナリティ障害の特徴とおおむね一致するもので，もともとはschizoidiaという1つの尺度であったが因子分析の結果から2つの尺度に分割されたものである。

表1 硬直性の項目

○徹底的にやろうと思い，時々自分でもそれにとらわれているように思う。
○何事があっても，仕事第一というのが，自分の主義である。
○自分の考えでは，義務を余すところなく果たさなければ，休暇を楽しむべきではないと思う。
○上司には，無条件に信頼をおくべきだと思う。
○何かを始めると，それを全く完ぺきにやろうとする。
○旅行をする際には，あらかじめきっちりとした日程を計画し，その計画とは異なった行動をすることを好まない。
○たとえ仕事時間が超過しても，仕事場をきれいに片付けた後で帰宅する。
○自分の仕事には，真剣に取り組むべきだと考えている。

⑦の社会規範志向は被検者が誠実に回答しているかどうかを見る，いわゆる虚偽尺度として設けられていたが，パーソナリティ的側面を反映していると考えられたためパーソナリティ次元の1つとして取り扱われている[32]。各項目は「完全にあてはまる（3点）」「大体あてはまる（2点）」「多少あてはまる（1点）」，そして「あてはまらない（0点）」の4者から1つを選択するLikert尺度で（ただし社会規範志向については配点は逆順となっている），下位尺度ごとに合計得点を算出する。

MPTのパーソナリティ次元のうち，うつ病との関連が深いと考えられているのは硬直性で，多くのケース・コントロール研究[11,20,21,33]，家族研究[16,17]によってこの関連が確かめられている。参考のために硬直性の項目を表1に示す。

(2) Depressive Experiences Questionnaire (DEQ)

DEQ[6]は，米国のBlattが精神分析的なうつ病発生理論に基づいて作成した自己記入式のパーソナリティ検査で，うつ病を導くと考えられる2つのパーソナリティの次元，依存性（dependency; Depend）と自己批判性（self-criticism; SCrit）を評価する下位尺度からなっている。前者は，他者への依存が高く，愛情や援助の喪失により空虚感，無力感，見捨てられ感を生じやすい側面を，後者は，自己価値の証明へのとらわれが強く，失敗などにより劣等感，自責感を抱いたり自己批判的となりやすい側面を評価する。項目数は全66項目からなり，各項目は7ポイントのLikert尺度で構成されている。尺度の得点はBlatt

らのサンプルから得られた平均値，標準偏差，および因子係数を利用し算出する。表2にDEQの全項目を示す。

表2 Depressive Experiences Questionnaire (DEQ) の項目

1	自分の個人的目標や基準は，できるだけ高いものをたてる。
2	親しい人の支援がないと，どうしてよいかわからなくなる。
3	より高い目標に向かって努力するよりは，当面の計画や目標で満足するほうだ。
4	時に自分をとてもすごいと思うが，別のときにはとてもダメな人間だと思う。
5	誰かと親しくつきあっているときには，その人に決して嫉妬したりしない。
6	自分になく，他の人だけがもっているものを急いで手に入れようとする。
7	自分の基準あるいは理想に従った行動をとっていないとしばしば思う。
8	自分のもっている能力をいつも精一杯使っていると思う。
9	親しい人間関係が永続するものではない，ということを気にしない。
10	期待に応えられないと自分が無価値な人間だと感じる。
11	無力な存在だとしょっちゅう感じる。
12	自分の言ったことやしたことを批判されてもめったに悩まない。
13	現在の自分と，なりたい自分との間にはかなりの違いがある。
14	他の人と激しい競争をするのを楽しむ。
15	直面せざるを得ない責任が多いと感じている。
16	心の中が「空虚」だと感じることが時々ある。
17	自分のもっているものに満足できない傾向がある。
18	他の人の期待に応えられるかどうかについてはあまり気にしない。
19	孤独だと感じると，おびえてしまう。
20	親しい友人を失うと，自分自身の大切な部分を失うように感じる。
21	たとえどんなに多くの失敗をしても，人は自分を受け入れてくれるだろう。
22	自分を不幸にしている関係でも，断ち切るのが難しいと感じる。
23	親しい人を失うのではと，しばしば心配する。
24	他の人は自分に高い期待を寄せている。
25	他の人と一緒にいると，自分の価値を低くしたり，自分を安売りするほうだ。
26	自分に対して他の人がどう反応するか，さほど気にしていない。
27	二人の関係がどんなに緊密であっても，つねに多くの不確定要素や葛藤を伴うものだ。
28	他の人の自分を拒絶するそぶりに，非常に敏感だ。
29	自分が成功することは，自分の家族にとって大切なことだ。
30	しばしば，他の人をがっかりさせたと感じる。
31	誰かが自分を怒らせた場合，相手に自分の気持ちをわからせようとする。
32	親しい人を満足させ助けようといつも努力し，しばしば自分を見失う。
33	自分の中には多くの資質（能力，力強さ）がある。
34	友人の頼みごとに「いや」というのが，とても苦手である。
35	親しい関係の中でも，心の底から安心することはない。

36 自分自身に関する感じ方がしばしば変化する。例えば自分を全くすばらしいと感じるときもあるし，悪い面しか見えず自分は全くダメだと感じるときもある。
37 しばしば，変化を恐ろしいと感じる。
38 たとえ最も親しい人が自分から離れても，私はなお援助なしで自力で生きていける。
39 他の人から愛情を得るためにはとどまることなく働かなければならない。すなわち，愛情は報酬として与えられるものだ。
40 自分の言葉や行動が，他の人の気持ちに与える影響にとても敏感だ。
41 他の誰かに対してしたことや言ったことをしばしば後悔する。
42 自分は独立心がとても強いと思う。
43 罪深いとしばしば感じる。
44 自分はとても複雑な人間で，多くの側面をもっている。
45 親しい人の感情をそこねたり傷つけるのではとたいへん気にしている。
46 怒りの感情を恐ろしいと思う。
47 大切なのは「自分が誰か」ではなく「自分が今まで何を成し遂げたか」である。
48 成功や失敗に関係なく自分には価値があると感じている。
49 自分のかかえている問題や自分の気持ちを棚上げにして，他の人の問題や気持ちに関心の全てを向けることは簡単だ。
50 気にかけていた人に怒られると，その人が自分から離れてしまう気がして恐ろしくなる。
51 重大な責任を負わされると，気分が落ち着かない。
52 友人とけんかした後は，できるだけ早く仲直りしなければならない。
53 自分自身の弱さを認めるのに苦労する。
54 自分の仕事を誰かに認めてもらうよりはその仕事を楽しむことのほうが大切だ。
55 議論をした後は，とても孤独でさみしい気持ちになる。
56 人とのつき合いでは，相手が何を自分に与えてくれるかにとても関心がある。
57 家族のことはめったに考えない。
58 親しい人に対する自分の気持ちがしばしば変化する。例えばあるときはとても怒っていると思うと，別のときにはとても好きになる。
59 自分が言ったことやしたことが，周囲の人に大きな影響を与えている。
60 時々，自分が特別な存在だと感じる。
61 極端に仲の良い家族のもとで育った。
62 自分自身や，自分の成し遂げたことにとても満足している。
63 身近な人には，いろいろ多くのことを望む。
64 自分を非難する傾向が強い。
65 一人でいても，ちっとも気にならない。
66 規範や目標と実際の自分とをしょっちゅう比べる。

(3) 対人敏感性評価尺度 (IPSM)

IPSM[7]は，オーストラリアのBoyceらによって作成された全36項目からなる

自己記入式のパーソナリティ検査である。各項目は「とても該当する（4点）」「少し該当する（3点）」「あまり該当しない（2点）」，そして「全く該当しない（1点）」の4者から1つを選択するLikert尺度で，各項目得点を単純に合計することで対人敏感性の全般的傾向を見る総合尺度得点が算出される。さらに，因子分析の結果から5つの下位尺度が設けられており，これらは，対人意識（interpersonal awareness; IA），是認要求（need for approval; NA），分離不安（separation anxiety; SA），臆病さ（timidity; T），および脆弱な内的自己（fragile inner-self; FI）となっている。ちなみに，IA尺度は，他人の評価や考えを過剰に気にする傾向を見るもので，「他の人が私のことをどう思っているか気に病んでいる」といった項目が含まれている。NA尺度は，他人からの同意を求める度合いの強さを見るもので，「他の人がほめてくれるとうれしい」といった項目が含まれている。SA尺度は，他人から心理的に遠ざかることによって生じる過剰な不安の程度を見るもので，「親しい人を失うのではないかと心配する」といった項目が含まれている。T尺度は，他人に対して強引に振る舞えずに遠慮する傾向を見るもので，「他の人を非難するのではないかと心配する」といった項目が含まれている。FI尺度は，他人から拒絶されることを恐れて自らをさらけだせない傾向を見るもので，「他の人が本当の自分を知ったら，私のことを好きにならないだろう」といった項目が含まれている。

2. 対　象

(1) 患者群

患者群は，A病院精神科外来を初診し，米国精神医学会による精神疾患の診断・統計マニュアル（Diagnostic and Statistical Manual of Mental Disorders; DSM-Ⅳ-TR）[3]に基づいて大うつ病性障害（major depressive disorder）と診断された患者のうち研究への参加の同意が文書によって得られた79名である（平均年齢（標準偏差）= 42.7（10.9）歳，男性32名／女性47名）。

より均質な対象を得るために，包含基準を，①年齢が20歳以上60歳未満，②非精神病性，緊張病性の特徴を伴わない，および③重篤な身体疾患，脳器質性疾患を伴わない，こととし，これらを満たさなかった者は対象から除外した。

(2) 対照群

対照群は，年齢および男女比を患者群とほぼ一致させた健常ボランティア70名である（平均年齢（標準偏差）= 41.3（10.3）歳，男性33名／女性37名）。患者群と同様，研究参加への同意が文書により得られた者である。

表3に患者群および対照群の臨床特徴を示した。

表3 患者群および対照群の臨床特徴

	患者群	健常対照群	群間の比較
N	79	70	
男女比，男：女	32：47	33：37	$\chi^2(1)=0.7$, $p = 0.42$
年齢(歳)，平均値(標準偏差)	42.7(10.9)	41.3(10.3)	$t(147) = 0.82$, $p = 0.41$
教育年数(年)，平均値(標準偏差)	13.3(2.6)	14.1(1.9)	$t(147) = -2.0$, $p=0.04^*$
メランコリー型特徴，N(%)	24(30%)		
過去のうつ病相(回数)，平均値(標準偏差)	0.6(0.9)		

3. 手続き

(1) 患者群

治療開始後16週目に，MPT，DEQ，およびIPSMを実施した。またうつ症状の程度を見るためにベック抑うつ尺度（Beck Depression Inventory; BDI)[4]も同時に実施した。検査を実施した時点におけるBDIの平均得点（標準偏差）は12.6（11.1）点であったので，Frankら[9]の提唱する基準（寛解：BDI<15点）に従えば，患者群はおおむね寛解状態にあったと判断される。したがって，パーソナリティ検査の結果がうつ症状の影響（state effect）によって歪められている可能性は低いと考えられた。

(2) 対照群

患者群と同様MPT，DEQ，およびIPSMを実施した。

なおより健常なサンプルを選定するために，Zimmermanらが作成したInventory to Diagnose Depression, Lifetime Version[34]を用いて過去のうつ病の有無を調査し，うつ病の既往歴を持つ者は対象から除外した。またBDIを実施

し，上述のFrankら[9]の基準をもとに調査時にうつ状態を呈していると判断された者も除外した。

パーソナリティ検査の実施時には，心身ともに健康であるときに実際にどんなふうに感じたり行動していたかを回答するように指示を与えた。ちなみに本研究では，MPT日本語版[18]，DEQ日本語版[15]，およびIPSM日本語版[14]を使用した。いずれの尺度も十分な信頼性と妥当性を有していることが確かめられている。

4. 分　　析

まずパーソナリティ次元に対する人口統計学的変数の影響を見るために，各パーソナリティ次元と年齢，性別，および教育年数との関係を検討した。

次に本研究で使用された3つのパーソナリティ検査について，患者群と対照群との間で差があるかどうかを検討した。本研究では合計14個のパーソナリティ次元が調査されている（すなわち，MPT 7個，DEQ 2個，IPSM 5個）。タイプIエラーの可能性を最小限とするために，それぞれのパーソナリティ検査（MPT，DEQ，およびIPSM）は複数のパーソナリティ次元からなるファミリーとして見なし，まずパーソナリティ検査ごとに多変量分散分析（multiple analysis of variance; MANOVA）を実施して，全体として患者群と対照群との間で差があるかどうかを検討した。そして各パーソナリティ次元について，事後の検定として，有意水準をBonferroniの修正に基づいて設定して分散分析（analysis of variance; ANOVA）を実施し，群間の差を検討した。有意水準は，MPTに対しては0.007（＝0.05/7），DEQに対しては0.025（＝0.05/2），IPSMに対しては0.001（＝0.05/5）を用いた。

最後にパーソナリティ次元間の相互関係を見るために，因子分析（プロマックス回転法による主成分分析）を実施した。さらに因子分析によって抽出された因子を用いて，患者群と対照群とのパーソナリティの違いを検討した。

III 結　果

1. 人口統計学的変数との関係

(1) 年　齢

パーソナリティの次元と年齢との関係を見るために，各パーソナリティ次元と年齢との間で相関係数を算出した（N = 149）。MPTについては，E尺度（r = -0.2, p = 0.006），N尺度（r = -0.3, p = 0.001），およびNo尺度（r = -0.2, p = 0.004）において有意の相関を認めた。IPSMについては，SA尺度（r = -0.2, p = 0.007）において有意の相関を認めた。DEQについては相関は認められなかった。

(2) 性　別

性別との関係を見るために，パーソナリティ次元ごとに平均値を男女間で比較した。DEQでは，SCrit尺度において男女間の差が認められた（男＞女, t = 4.2, p = 0.043）。その他のパーソナリティ尺度については男女間の差は認められなかった。

(3) 教育年数

教育年数との関係を見るために，各パーソナリティ次元と教育年数との間で相関係数を算出した。MPTにおいてE尺度（r = -0.2, p = 049）との間で有意の相関を認めた。その他のパーソナリティ次元については相関は認められなかった。

2. 患者群と対照群との比較

パーソナリティ検査ごとに患者群と対照群を比較した結果を表4に示す。上の分析から人口統計学的変数がパーソナリティ次元と少なからず関連していることが明らかとなった。こうした影響を統制するために，MANOVAを行う際に年齢，性別，および教育年数を共変量として用いた。

表4 患者群および対照群におけるパーソナリティ次元の平均値(標準偏差)と群間の比較

	I 患者群 (N=79)	II 対照群 (N=70)	事後の分散分析	
			F	群間の比較
MPT：多変量分散分析 $F(7, 138) = 15.4$, $p = 0.000$, $\eta^2 = 0.44$				
外向性 (E)	8.1 (5.2)	10.4 (5.5)	7.0[a]	I < II
神経症傾向 (N)	11.9 (6.1)	7.6 (4.3)	23.2[a]	I > II
欲求不満耐性 (F)	3.9 (2.9)	7.6 (3.5)	47.1[a]	I < II
硬直性 (R)	10.4 (4.9)	7.7 (3.6)	14.5[a]	I > II
孤立化傾向 (Is)	4.3 (2.3)	2.5 (1.7)	26.9[a]	I > II
神秘傾向 (Es)	2.2 (2.1)	2.0 (2.0)	0.6	
社会規範志向 (No)	14.6 (2.4)	14.1 (2.6)	1.6	
DEQ：多変量分散分析 $F(2, 143) = 5.8$, $p = 0.004$, $\eta^2 = 0.08$				
依存性 (Depend)	-0.4 (0.9)	-0.9 (0.8)	10.2[b]	I > II
自己批判性 (SCrti)	-0.1 (0.8)	-0.2 (0.7)	0.3	
IPSM：多変量分散分析 $F(5, 140) = 4.4$, $p = 0.001$, $\eta^2 = 0.14$				
対人意識 (IA)	19.3 (4.4)	16.8 (2.8)	15.5[c]	I > II
是認要求 (NA)	22.8 (3.7)	21.9 (2.9)	2.6	
分離不安 (SA)	19.5 (5.1)	17.8 (3.1)	5.9	
臆病さ (T)	20.5 (3.9)	20.0 (2.8)	0.9	
脆弱な内的自己 (FI)	11.0 (2.7)	9.7 (2.0)	9.8[c]	I > II

MPT：ミュンヘン人格検査　DEQ：Depressive Experiences Questionnaire　IPSM：対人敏感性評価尺度
a：$p < 0.007$ (Bonferroniの修正後)，b：$p < 0.025$ (Bonferroniの修正後)，c：$p < 0.01$ (Bonferroniの修正後)

(1) MPT

E，N，F，R，およびIs尺度において，2群間の差を認めた。E尺度では，患者群は対照群より有意に低い得点を示した（患者群 = 8.1 (5.2) < 対照群 = 10.4 (5.5)，$F = 7.0$，$p < 0.007$）。N尺度では，患者群は対照群より有意に高い得点を示した（患者群 = 11.9 (6.1)) > 対照群 = 7.6 (4.3)，$F = 23.2$，$p < 0.007$）。F尺度では，患者群は対照群より有意に低い得点を示した（患者群 = 3.9 (2.9) < 対照群 = 7.6 (3.5)，$F = 47.1$，$p < 0.007$）。R尺度では，患者群は対照群より有意に高い得点を示した（患者群 = 10.4 (4.9) > 対照群 = 7.7 (3.6)，$F = 14.5$，$p < 0.007$）。Is尺度では，患者群は対照群より有意に高い得点を示した（患者群 = 4.3 (2.3) > 対照群 = 2.5 (1.7)，$F = 26.9$，$p < 0.007$）。

(2) DEQ

Depend尺度において，患者群は対照群より有意に高い得点を示した（患者群 = -0.4（0.9）＞対照群 = -0.9（0.8），F = 10.2，p＜0.025）。

(3) IPSM

IAとFI尺度において，2群間の差を認めた。いずれの尺度においても，患者群は対照群より有意に高い得点を示した（IA：患者群 = 19.3（4.4）＞対照群 = 16.8（2.8），F = 15.5，p＜0.01；FI：患者群 = 11.0（2.7）＞対照群 = 9.7（2.0），F = 9.8，p＜0.01）。

3．因子分析の結果

MPT，DEQ，およびIPSMのパーソナリティ次元を従属変数として因子分析（プロマックス回転法による主成分分析）を行った。表5にその結果を示す。

主成分分析によって得られた1以上を示す因子固有値は4.7，2.1，1.4，および1.1，の4個であり，寄与率は，33.9％，14.8％，10.2％，および8.0％であった。1以上を示す固有値の数という基準に従って因子数は4と判断された。因子負荷量の値（因子負荷量＞0.6）に基づいて，各々のパーソナリティ次元の分類を見ると，第1因子には，Depend，IA，NA，SA，T，およびFI尺度，第2因子には，IsとNo（負のloading）尺度，第3因子には，EとR尺度，第4因子には，SCrit尺度がそれぞれ属していた。

第1因子には依存性と対人敏感性の全ての下位尺度が含まれたが，これは対人敏感性は他者に対する依存に基づくものと見なせるので1つのグループとして抽出されたと考えられる。第2因子は社会への同一化の乏しさを表していると解釈される。第3因子は外向性と硬直性から構成されていることから執着性格的な強力性を共通項として1グループを形成していると考えられる。

表6に因子分析によって抽出された4因子に基づく患者群と対照群とを比較した結果を示す。両群の比較には，まずMANOVAを用いて群間差を検討し，そして各因子について，ANOVAを実施した。Bonferroniの修正に基づいて，有意水準は0.0125（= 0.05/4）とした。

表5　因子分析（プロマックス回転法による主成分分析）の結果

パーソナリティ検査	第1因子	第2因子	第3因子	第4因子
MPT				
外向性（E）	-0.21	0.24	0.77	-0.16
神経症傾向（N）	0.59	0.52	0.03	0.01
欲求不満耐性（F）	-0.47	-0.21	0.54	0.14
硬直性（R）	0.27	0.23	0.67	0.25
孤立化傾向（Is）	-0.00	0.65	0.10	0.34
神秘傾向（Es）	0.27	0.59	0.26	-0.24
社会規範志向（No）	0.14	-0.83	-0.08	0.12
DEQ				
依存性（Depend）	0.74	0.04	0.03	0.09
自己批判性（Scrit）	0.08	-0.11	0.05	0.84
IPSM				
対人意識（IA）	0.91	-0.01	-0.17	-0.09
是認要求（NA）	0.60	-0.14	0.22	-0.43
分離不安（SA）	0.85	0.06	-0.04	-0.02
臆病さ（T）	0.88	-0.46	0.18	0.10
脆弱な内的自己（FI）	0.69	0.16	-0.21	0.15

MPT：ミュンヘン人格検査　　DEQ：Depressive Experiences Questionnaire
IPSM：対人敏感性評価尺度

表6　患者群おおび対照群における4因子の平均値（標準偏差）と2群間の比較

	I 患者群 (N=79)	II 対照群 (N=70)	事後の分散分析 F	群間の比較
多変量分散分析 $F(4, 141)=9.3$, $p=0.000$, $\eta^2=0.21$				
第1因子	9.3 (1.1)	-0.4 (0.7)	19.4*	I > II
第2因子	0.3 (1.0)	-0.3 (0.9)	11.3*	I > II
第3因子	-0.2 (1.0)	0.2 (1.0)	4.3	
第4因子	0.2 (1.0)	-0.2 (1.0)	4.7	

MDD：大うつ病性障害
＊$p<0.0125$（Bonferroniの修正後）

分析の結果，第1因子と第2因子において，患者群は対照群より有意に高い因子得点を示した（第1因子：患者群 = 9.3（1.1）＞対照群 = -0.4（0.7），F = 19.4，$p<0.0125$）；第2因子：患者群 = 0.3（1.0）＞対照群 = -0.3（0.9），F =

11.3, p＜0.0125)。

IV 考 察

　本研究の結果を要約すると，以下の通りとなる。
　本研究で関連が認められたいくつかのパーソナリティ次元, すなわち硬直性, 依存性, および対人敏感性の一部はいずれもうつ病群においてより高い得点を示し，これまでの研究で報告されてきた結果を支持するものであった。一方, 因子分析によって抽出されたパーソナリティ因子を用いてうつ病群と対照群を比べた結果では，依存性と対人敏感性からなる第1因子と社会規範傾向（負のloading）と孤立化傾向からなる第2因子がうつ病群においてより高い得点を示した。
　従来わが国においてメランコリー親和型性格の中で示される几帳面, 秩序愛, 社会規範や権威への同一化, 対他配慮といったパーソナリティ特徴がうつ病の病前性格の中核的な構成要素として認識されてきた。このことは著者らが過去に行った実証的研究でも繰り返し確かめられている[23,24]。しかし意外な結果であったが，因子分析によって抽出された因子，言い換えればより精錬化された形のパーソナリティ因子に基づいてうつ病群と対照群を比較すると, 両群を判別したのは依存性, 対人敏感性, 社会規範志向の乏しさからなるパーソナリティ因子であり，メランコリー親和型性格に含まれる硬直性と自己批判性はそれぞれ1つのパーソナリティを構成する成分として抽出されてはいるものの，両群を判別しなかった。要するに，本研究の結果は，メランコリー親和型性格を構成するパーソナリティ特徴がうつ病と関連しなかったことを示している。
　少し以前から，メランコリー親和型性格を病前性格として示し，制止, 食欲・性欲の減少, 自責, 日内変動などを主症状とする, 典型的な内因性うつ病をみる機会が少なくなったという声を聞く。対照的に,「うつ病の軽症化」がしばしば言及されるとともに, 典型的なうつ病とは病前性格や病像を異にするうつ状態，いわゆる「現代型うつ病」と呼ばれるうつ状態が増加していることが指摘されている。こうしたうつ状態のうち注目されているものに, 阿部らが

提唱する「未熟型うつ病」[1,2]や広瀬の提唱する「逃避型抑うつ」[13]などがある。これらのうつ状態は，依存性のような未熟なパーソナリティ傾向を病前性格として持ち，病像として制止や自責などの症状があまり認められないことで特徴づけられるという。上で示したように，本研究の結果からは依存性，対人敏感性，あるいは社会規範性の乏しさといったパーソナリティ特徴がうつ病群と関連していることが示された。飛躍を恐れずに言うならば，本研究の結果は，未熟型うつ病は際立った例であると思われるが，こうした現代型うつ病の増加していることを反映した結果である可能性が考えられる。

本研究の患者群は通院治療のみで観察可能だった患者から構成されている。したがって典型的な内因性うつ病のように比較的重症度の高い症例があまり含まれていないため（メランコリー型の特徴を伴う者の割合は30％），得られた結果はうつ病患者の全体を表していない可能性があることは否めない。また病前性格に依存性のようなパーソナリティ特徴を持つうつ病が存在することは以前から指摘されてきた。本研究の対象にはそのような症例がたまたま多く含まれていただけなのかもしれない。しかし社会構造の変化とともに個人の価値観が多様化し同一の規範を持つことが困難となっている現代日本においては，本来うつ病者の根底にある依存性の防衛的発展としてのメランコリー親和型性格の確立が生じにくくなり依存性が顕在化しやすいという指摘[2]を考えると，本研究の結果はあながち矛盾したものではないように思われる。今後さらなる検討が必要なことは言うまでもないが，内海[30]が述べているように，メランコリー親和型性格はもはや「時代遅れ」なのであろうか。

❐ 文　献

1) 阿部隆明, 大塚公一郎, 加藤敏：「未熟型うつ病」臨床精神病理学的検討－構造力動論（W. Janzarik）からみたうつ病の病前性格と臨床像－. 臨床精神病理学, 16; 239-248, 1995.
2) 阿部隆明：未熟型うつ病. 最新精神医学, 6; 135-143, 2001.
3) American Psychiatric Association: Diagnostic and Statistical Manual of Mental Disorders, 4th Ed Revised. APA, Washington D. C., 2000.
4) Beck, A. T., Ward, C. H., Mendelson, M., Mock, J. and Erbaugh, J.: An

inventory for measuring depression. Arch. Gen. Psychiatry, 4; 561-571, 1961.
5) Beck, A. T., Epstein, N., Harrison, R. P. and Emery, G.: Development of the sociotropy-autonomy scales: a measure of personality factors in psychopathology. University of Pennsylvania, Philadelphia, 1983.
6) Blatt, S. J.: Levels of object representation in anaclitic and introjective depression. Psychoanal. Study Child., 29; 107-157, 1974.
7) Boyce, P. and Parker, G.: Development of a scale to measure interpersonal sensitivity. Aust. NZ. J. Psychiatry, 23; 341-351, 1989.
8) Eysenck, H. J. and Eysenck, S. B.: Manual of the Eysenck Personality Inventory. Hodder and Stoughton, London, 1961.
9) Frank, E., Prien, R. F., Jarrett, R. B., Keller, M. B., Kupfer, D. J., Lavori, P. W., Rush, A. J. and Weissman, M. M.: Conceptualization and rationale for consensus definitions of terms in major depressive disorder. Remission, recovery, relapse, and recurrence. Arch. Gen. Psychiatry, 48; 851-855, 1991.
10) Furukawa, T., Yamada, A., Tabuse, H., Kawai, K., Takahashi, K., Nakanishi, M. and Hamanaka, T.: Typus melancholicus in light of the five-factor model of personality. Eur. Arch. Psychiatry Clin. Neurosci., 248; 64-69, 1998.
11) Heerlein, A., Santander, J. and Richter, P.: Premorbid personality aspects in mood and schizophrenic disorders. Compr. Psychiatry, 37; 430-434, 1996.
12) Hewitt, P. L. and Flett, G. L.: Dimensions of perfectionism in unipolar depression. J. Abnorml. Psychol., 100; 98-101, 1991.
13) 広瀬鉄也:「逃避型抑うつ」について. 宮本忠雄編:躁うつ病の精神病理, 2. 弘文堂, 東京, 1977.
14) 桑原秀樹, 坂戸薫, 上原徹, 坂戸美和子, 佐藤哲哉, 染矢俊幸:Interpersonal Sensitivity Measure (IPSM) 日本語版の作成. 信頼性と妥当性の検討. 季刊精神科診断学, 10; 303-311, 1999.
15) Kuwabara, H., Sakado, K., Sakado, M., Sato, T. and Someya, T.: The Japanese version of the Depressive Experiences Questionnaire (DEQ): Its reliability and discriminant validity for lifetime depression in a working population. Compr. Psychiatry, 45; 311-315, 2004.
16) Lauer, C. J., Bronisch, T., Kainz, M., Schreiber, W., Holsboer, F. and Krieg, J.-C.: Pre-morbid psychometric profile of subjects at high familial risk for affective disorder. Psychol. Med., 27; 355-362, 1997.
17) Maier, W., Lichtermann, D., Minges, J. and Heun, R.: Personality traits in

subjects at a risk for unipolar major depression: A family study perspective. J. Affect. Disord., 24; 153-164, 1992.

18) 坂戸薫, 佐藤哲哉, 上原徹, 佐藤聡, 坂戸美和子：ミュンヘン人格検査（MPT）日本語版の作成とその信頼性および妥当性の検討. 季刊精神科診断学, 7; 123-132, 1996.

19) Sakado, K., Sato, T., Uehara, T., Sato, S., Sakado, M. and Kumagai, K.: Evaluating the diagnostic specificity of the Munich Personality Test dimensions in major depression. J. Affect. Disord., 43; 187-194, 1997.

20) Sakado, K., Sato, T., Uehara, T., Sakado, M., Kuwabara, H. and Someya, T.: The association between the high interpersonal sensitivity type of personality and a lifetime history of depression in a sample of employed Japanese adults. Psychol. Med., 29: 1243-1248, 1999.

21) Sakado, K., Sakado, M., Seki, T., Kuwabara, H., Kojima, M., Sato, T. and Someya, T.: Obsessional personality features in employed Japanese adults with a lifetime history of depression: assessment by the Munich Personality Test (MPT). Eur. Arch. Psychiatry Clin. Neurosci., 251; 109-113, 2001.

22) 佐藤哲哉, 坂戸薫, 小林慎一：質問紙法によるメランコリー型性格の測定. 精神医学, 34; 139-146, 1992.

23) Sato, T., Sakado, K. and Sato, S.: Differences between two questionnaires for assessment of Typus melancholicus, Zerssen's F-List and Kasahara's scale: the validity and relationship top DSM-Ⅲ-R personality disorders. Jpn. J. Psychiatr. Neurol., 46; 603-608, 1992.

24) Sato, T., Sakado, K. and Sato, S.: Typus melancholicus measured by a questionnaire in unipolar depressive patients: age- and sex-distribution, and relationship to clinical characteristics of depression. Jpn. J. Psychiatr. Neurol., 47; 1-11, 1993.

25) 佐藤哲哉, 坂戸薫, 西岡和郎：メランコリー型性格のための質問紙（笠原）の信頼性. 精神医学, 38; 157-162, 1996.

26) Sato, T., Narita, T., Hirano, S., Kusunoki, K., Goto, M., Sakado, K. and Uehara, T.: Factor validity of the temperament and character inventory in patients with major depression. Compr. Psychiatry, 42: 337-341, 2001.

27) 下田光造：躁うつ病の病前性格について. 精神経誌, 43; 45-101, 1941.

28) Tellenbach, H.: Melancholie. Springer, Berlin, 1961.

29) Ueki, H., Holzapfel, C., Sakado, K., Washino, K., Inoue, M. and Ogawa, N.:

Dimension of Typus melancholicus on Kasahara's Inventory for the Melancholic Type Personality. Psychopathology, 37; 53-58, 2004.
30) 内海健：ポストモダンとBipolar Spectrum. 臨床精神医学, 31; 629-647, 2002.
31) Zerssen, D. v., Pfister, H. and Koeller, D.-M.: The Munich Personaliy Test (MPT) - A short questionnaire for self-rating and relatives' rating of personality traits: Formal properties and clinical potential. Eur. Arch. Psyciatry Neurosci., 238; 73-93, 1988.
32) Zerssen, D. v.: Persölichkeitzüge als Vulnerabilitätsindikatoren: Probleme ihrer Erfassung. Fort. Neurol. Psychiatrie, 62; 1-13, 1994.
33) Zerssen, D. v., Asukai, N., Tsuda, H., Ono, Y., Kizaki, Y. and Cho, Y.: Personality traits of Japanese patients in remission from an episode of primary unipolar depression. J. Affect. Disord., 44; 145-152, 1997.
34) Zimmerman, M. and Coryell, W.: Inventory to Diagnose Depression, Lifetime version. Acta Psychiatr. Scand., 75; 496-499, 1987.

気分障害の辺縁領域

－構造主義的視点からの考察－

津田　均

I　気分障害の表現型の変遷と精神病理学の意義

　気分障害の辺縁領域として取り扱うべき範囲は広い。たとえば老年期のうつ病患者の中に痴呆の始まりをも読み取るべきであるかどうかは，治療者をつねに悩ませる。若年者のうつ状態については，それが統合失調症の始まりを意味しているのではないかと疑うことは不可欠でさえある。しかし，ここではおもに，気分障害の領域と，パーソナリティの問題あるいは神経症圏の症例とされる領域との境界を取り扱うことにしたい。

　この境界領域に注目するのには理由がある。現在，少なくとも大都市では，気分障害が古典的な装いのもとにわれわれの前にあらわれる割合が減少している。われわれは，確実なうつ病の診断を示唆する症状指標，性格特徴のいくつかを伝承している。しかし，疑診の余地のないほどにそれらを呈する患者の割合は多くはない。実際には，少なからぬ患者が輪郭のはっきりしない症候のみを訴え，気分障害とすべきなのかパーソナリティの問題が根底にある適応不全が主要病態であるとすべきなのか判然としないままに経過する。精神病理学は，過剰適応的なメランコリー型性格[30]や執着性格[29]を基盤に典型的な症状を呈し

た患者に対し，確かな臨床の準拠枠を提供してきた。しかしそのような精神病理学は，この現状に対し，限定された貢献しかできないと言わざるを得ない。

ところで，精神医療の現場に目を向けると，すでに多くの場所において，伝統的精神病理学にかわってDSMに代表される操作主義が実践を覆い尽くそうとする勢いである。それでは，それによって覆い尽くされた臨床がこの新たな状況に対応できるかというと，到底そうとは考えられない。ここでは，そこで欠落してしまうものとして，以下の3点に触れておくことにしたい。

第1に，内因性の把握が実践に反映されないことをあげなければならない。確かに，何をもって気分障害における内因性の指標とすべきかということについてはさまざまな見解があり，ひとつにまとまってはいない。症状の質に注目する立場としては，身体近縁の情態性（Befindlichkeit）の変化[28]，時間体験の変化[10]，日内変動のようなリズム性の変化[23]を重視する立場などがあり，むしろ性格特徴の方を重視する立場もある。古典的な症例ではこれらさまざまな指標が出揃うので診断に困らないが，ここで取り上げようとしている領域ではなかなかそうはいかない。しかしまさにそのような領域においてこそ，そこにどこまで内因性の質を把握できるのか見極めることが必要である。その必要性が顧慮されないところには際限のない気分障害の範囲の拡大が待ち受けているが，それは，結局のところ気分障害とは考えるべきでない患者への臨床的対応能力を低下させる結果にしかならないであろう。

このことに関連して注目すべきものとしてAkiskalらの一連の仕事がある。神経症性抑うつの一部，双極Ⅱ型，非定型うつ病などを次々と双極スペクトラム（bipolar spectrum）に取り込んでいく一連の議論[1,3,25]は，双極概念のやや強引とも言える拡大のように見える。しかし，そこにはそれなりの説得力が存在している。これはやはり，Akiskalが非定型的な辺縁群の中にも内因性の「質」を嗅ぎ取っているからではないであろうか。それは，症候の「質」であると同時に性格にまで浸透しているような「質」である。もっとも，古典例の内因性の把握が「メランコリー」の用語のもとにうつの寂寥の世界の方に向かっていたのに対し，Akiskalのそれはデモーニッシュな「双極性」（bipolar）の方に向かっている。そこには，彼によれば，暗黒面（dark side）を合わせ持つテンペラメント（temperament）の本質があらわれているのである[5]。

第2に，既成の規準に依拠する前にまず患者とのかかわりを通じて病と関連する患者の全体像を掘り起こすという，もっとも基本的な作業が等閑にされるということがあげられる。このような全体像は，比較的短期に要領のよい問診によって得られることもあれば，長年の関係性の上で患者が漏らした一言により姿をあらわすこともある。また，いったん得られたと思われた像が後から修正されることも多い。いずれにせよ，この領域にある患者の全体像が，DSMのⅡ軸の規準を参照するのみで明らかになることはない。

　第3に，重複診断，ないしcomorbidity概念にかかわる問題点をあげなければならない。器質性，内因性，心因性の階層を考え上位の階層を完全に優先させる伝統的方法に抗してcomorbidityの概念を導入することは，気分障害の領域に大きな進歩をもたらした[14]。問題なのは，重複診断をすることではなく，それをしたところで思考を停止させてしまうことにある。このことは，DSMのⅠ軸とⅡ軸を重複診断するときに特に言えることである。Ⅰ軸とⅡ軸を安易に独立のものと見ると，単に診断を並存させてよしとすることになりかねない。しかし，実際には，双極Ⅱ型，気分変調症，気分循環症と何らかのパーソナリティの問題，障害の場合のように，重複診断が偶然の確率以上に多く見られる組み合わせがある。その場合には，その重複の背後にある共通の基盤が追求されてしかるべきであろう。また，そもそもひとつの全体的人格を構成している患者の中にふたつの診断を置くことが本当に可能なのかということもつねに検討される必要がある。

　これらの点からも，ここで取り上げようとしている領域においてこそ実は，精神病理学的手法による内因性の把握と全体的な人格の把握が必要であると言える。

　次に，この気分障害の非古典的な領域について暫定的な把握図式を述べておくことにしたい。

Ⅱ　非古典的な気分障害の類型とその相互関連

　メランコリー型（およびそれに類似する執着性格）が気分障害患者に共通する

性格指標であるとまでは言えない以上，メランコリー型は気分障害患者の一類型であると考えて，それに他のさまざまな類型を並置するのが現実的である．近年の研究を見渡すと，この点についていくつかの方向性を見出すことができる．

まず，Zerssen[38]がマニー型と呼び，Akiskal[3]が発揚気質（hyperthymic）と呼んでいるようなタイプがある．このタイプの人は，自律性の高い活動を示し続けるが権威との葛藤を生じやすく，また環境との相互関係の中で強度の充溢が得られないと虚無感を抱きやすい[11,31]．Zerssenはこの類型をより双極Ⅰ型に結びつけているのに対して，Akiskalはときどきうつ病相に陥り臨床的躁病相は示さない群に注目して，それを双極Ⅲ型と呼んでいる．これはおそらく見ている患者群が違うことによる．確かに，入院の必要なほどの躁状態にまで跳ね上がる患者もいるが，環境との齟齬，葛藤が生じたところで生じるうつがおもな病像である患者も少なくない．

次に，社会生活に対して回避的であったり周囲の人々に対して依存的であったりして，適応に困難のある患者が存在する．このタイプの患者は，通常相手を派手に振り回して依存するわけではない．むしろ，自分からはっきりと言葉にして他人にものを頼まずとも相手が先回りして自分に援助を与えてくれることを望んでいる[32]．彼らの場合，このあてがはずれて庇護が得られないときは，うつ病相に陥る危機である．このとき周囲の側には，本人からの要求の明示のないままに本人の気分状態に対して責任を取らされているという感覚が生じる．逃避型[13]は，特定の個人に対してこのような態度をとるだけではなく，社会一般がこのような形で自分に庇護を与えてくれることを暗に期待してかなわず，回避的な生活に陥っている場合と考えられる．

さらに，普段から躁とうつの両極を揺らいでいて，周囲の状況の評価，自己評価，将来への展望などにおいて認知，態度の定まらない一群がある．これは躁－うつの軸では前2者の中間に位置しているが，人生行路が気分の波に翻弄される可能性はさらに高く，Akiskalら[2]がsoft bipolarと呼んだものの中核に当たる．彼らは，軽躁状態においては，発揚気質の人と同様に，強度の充溢を感じたり，あるいはそのような充溢の得られる環境を強く求めてかなわず不快気分に陥ったりしているが，それは，うつ状態における虚無感，自己不全感に変転する．このうつ状態はより本格的で典型的なうつ病相にまで至り得る．この

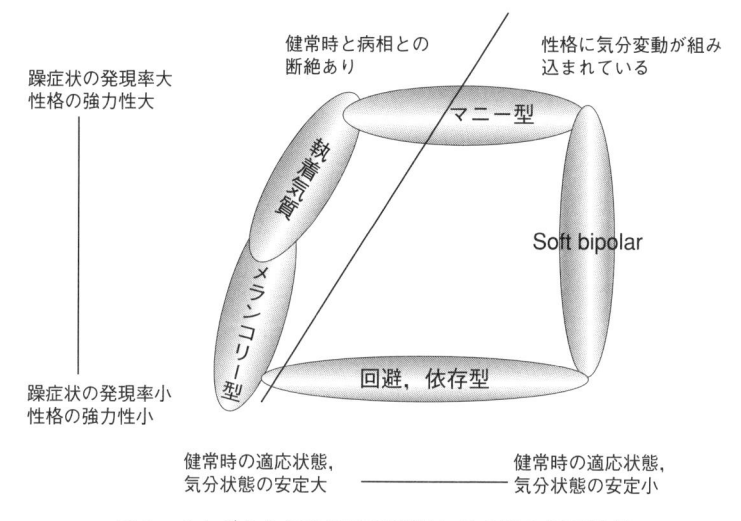

図1 さまざまな気分障害の類型とその間の相互関係

ような患者のDSMのI軸診断は，double depression や，気分循環症をベースにした双極II型となる。

図1は，筆者[35]が最近これらの類型と古典的なメランコリー型，執着気質との関係をまとめたものを改変したものである。縦軸は，性格の内部においてであれ躁病相という疾病様態としてであれ，どれだけ躁の要素が混じるかを示している。横軸は病相外における気分状態と適応様態の安定度を示している。あくまで適応の安定度であって適応水準ではない。活動が創造的であることを適応水準の尺度と考えるならば，多少躁成分の混入するタイプの方が高い適応水準を示すということになろう。

ここに示したタイプのあいだには，相互に移行がある。若年においてsoft bipolarの様態を示し社会適応のままならない状態にあった患者が，適切な職業選択の後に執着気質的な強迫性を身につけて安定していく場合がある。また，他者からの庇護を期待する依存的な患者にとって，多くの場合，その庇護を受けることと他者の要請に応えることとは交換の関係にある。そのような患者の中で他者からの社会的要請に応えようとする面が前景に立ってくれば，彼らの性格は，義務の遂行一般において忠実なメランコリー型の性格に近づいてくる。

一方でメランコリー型の患者がうつ病相の後に遷延状態に陥れば，性格の殻が割れて依存的な側面が前景に立つこともしばしばである。つまり，生活史，発病，遷延，回復などの縦断的変化にそって，類型間の移行が見られ得る。この点については，後にもう一度，症例を呈示しつつ検討したい。

　このような移行が存在しているということは，類型間に連続性があるということを示唆している。しかし，図1の左上側にある群（メランコリー型，執着気質とマニー型の一部まで）と右下の群とが対照的であることも事実である。前者の群は，病間期にはある種の律儀さにより社会的適応を持続的に維持しているのに対し，後者の群はもともと適応に安定を欠く。前者の群の患者は構造的に堅固な性格からある断絶をもって病相に突入するが，後者の群の患者では普段の性格からして，そこに気分の波が組み込まれており，不安定さを示す（Akiskalの言うcharacterologicalな様態）。前者の群の患者には，自分がそもそも社会の中で生きていかなければならないということについて常日頃から葛藤が認められるわけではない。しかし後者の群の患者にはそれがしばしば透けて見える。われわれがここで気分障害の非古典的な辺縁領域と呼んでいる領域は，この右下の領域とほぼ一致する。

　このような一見対照的な関係にあるふたつの群の関係を把握するために，本論では，構造主義的な観点から気分障害患者の主体と社会との関係を論じるが，その前段階として，まず，古典的なメランコリー型の人における主体と環境との関係について振り返っておきたい。

Ⅲ　メランコリー型における主体と環境の相即

　主体と環境はお互いに独立して向かい合うふたつの対立項のように見える。しかし，環境がどのような意味を持って主体に与えられるかということは，すでにある程度まで主体側の要因によっている。それのみならず，そもそも主体の周囲にどのような環境が引き寄せられて主体と環境のあいだの相即関係が築かれるかということが，主体の側の要因によって決まる面が大きい。

　たとえば，われわれは，平均以上に自分の身のまわりに次々と強い情動の喚

起されるような出来事が生じる人を時に目にする（境界例患者は，このような人たちの一部を構成している）。このような場合，当の本人がいくらそのことを周囲のせいにしたとしても，客観的には，それはその人の環境との関係の持ち方に由来しており，本人自身がそのような出来事の生じる状況を招き寄せているところが大きいと考えざるを得ない。類似のことは，逆に波乱に乏しいメランコリー型の患者の環境についても言える。その変化の少なさは，主体の性質と独立な環境の特徴ではない。それは，このタイプの人たちが，自ら安定した環境を求め，かつその環境にいったんはいったならば，変化を忌避しつつ，その秩序の維持に努めるところから生じてきたものである。

　それならば，このような主体と環境の関係のあり方は，どのように破綻し，またそのことがどのように発病に結びつくのであろうか。メランコリー型の場合のそれは，Tellenbach[30]が詳しく論じたところである。簡単にそれを要約するならば，ひとつには，このような関係の持ち方それ自体の中で，患者が自縄自縛的に自らを追いつめるという場合がある。環境との関係を恒常的に保とうとし，それが崩れることへの不安を基底に強く持つ主体は，環境の秩序を維持するための営為を次々と要請され，またそれに応えようとする。その要請は時に実際に応えることができないほどの負荷にまでなっていく。もうひとつには，従来の環境との関係の持ち方を継続することが不可能となるような変化が，否応なく環境の側に生じるという場合がある。

　このような分析においてとらえられている環境とは，ある人の周囲にその人の性質にもとづいて構成されるものである。しかし同時に，環境にはそれ自体の変化があり，主体はその変化に即して新たな関係の持ち方に移行することを促される。躁うつ病の病前性格発病状況論は，このように環境をとらえ，主体との相即関係に置かれた環境がいかに発病状況を構成するかを示すことにより，ライフ・イヴェントを主体とは独立に環境の側に起こるものとして数え上げる方法よりも，明らかに進んだ理解を示した。

　しかし，ここで範例として境界例患者の場合に戻るのであるが，境界例患者の破綻を考えると，このような意味での環境以外の要素を考える必要に迫られる。たとえば，よく知られるように，彼らは，治療という制度に付随している社会的枠組みという制限を踏み越えて治療者の間近に乗り込み，そこで自分に

援助が与えられてしかるべきであると振る舞って,混乱を引き起こしたり,挫折したりする。これに類似の関係を,彼らは他の人とのあいだにも何らかの形で繰り広げている。人が社会の中に組み込まれていることに付随して人と人との間に「境界」(ボーダーライン)が生じるということは,通常健康人があまり問題とすることなく受け入れている社会制度的かつ規範的な出来事である。しかし,彼らはこの境界の存在を受け入れない。そのためにかえって,彼らの振る舞いからは,主体と他者との関係を規範的に規定しているある社会構造が浮き彫りになってくる[33]。このような社会構造は主体の外側に主体に先んじて存在しているものであり,それを,主体と相即する環境と同一視することはできない。

このような意味での社会構造の問題は,気分障害の患者を考える場合には考慮しなくてよいのであろうか。この点を次に取り上げてみよう。

IV 気分障害に対する構造主義的視点
―体質的特徴と社会適応上の特徴のあいだ

社会が主体にとって「他」の場所に位置しそこで構造を作っていることに光を当てるのは構造主義的な視点である。この視点はとりわけLacan[20]によって精神医学に導入された。それは,社会,言語という媒体が介在することにより人間が環境との相即という自然状態からすでに根源的な隔絶をこうむっていることを強調する。Lacanの議論では,主体にとって「他」でありかつそれ自体の構造を持っているものは,なによりもまず言語(シニフィアン)である。しかし,この,人間が言語のもとにあるという事態は,人間が社会制度のもとにあるという事態にまでつながっていると考えられている。Lacanによれば,人間がエディプス構造にはいることと「シニフィアンの主体」として成立するということは同義である。そして統合失調症患者は,この点に欠陥があるままに思春期,青年期を過ごしてきて,社会制度と自分との関係の問題がさし迫ったときに発症の危機に見舞われると考えられている。

Lacanの議論が持つ大きな可能性は,それを受け継いだ本邦の精神病理学の

発展にも示されている。しかしその発展は，限られた範囲での精神分析実践への示唆を別とすれば，ほとんどが統合失調症の病理学の範囲でなされている。これは，Lacanの議論においてエディプス構造が究極の分岐点とされ，それに対応して，統合失調症とそうでない病態の分割が際立っていることに依るところも大きいのではないだろうか。Lacanの図式によれば，人は，統合失調症（および倒錯）の構造に陥っていないならば，正常と地続きの神経症者なのである。

しかし現実には，その他の疾患においても，疾患のそれぞれに対応して，患者がその中にはいることが困難な社会構造，社会制度というものが存在している。境界例の患者の場合それがどのような形で存在しているのかについては，すでに言及した。この境界例患者の場合について言うべきところの社会構造は，統合失調症で問題となる社会構造とは共通性はあるものの，ある程度異なったレベルにある社会構造であると言えるであろう。

気分障害の患者については，その古典的な例においては，彼らの病間期における社会適応の正常性を考えると，社会構造への組み込まれ方の綻びを取り上げる余地はないように見える。もしあえて取り上げるとすると，その保守的で過剰な適応様式が問題となるであろうが，それも，前節で示したように，彼らの「自然な」本性に根ざした社会，環境との相即のあり方とすませることができるようにも見える。しかし，このような考え方は，気分障害の非古典例をも一挙に射程におさめようとすると破綻を来たす。そのような患者は，けっして適応に問題がないわけでもなければ，自身を適応へと要請する社会に対して葛藤を持たないわけでもない。このことは，逆に，古典的な患者においても，その社会適応様態にかかわる性格特徴を「自然的なもの」と考えるのでは不十分であることを示唆しているように思われる。

ここで注目したいのは，これまで古典的な気分障害の患者の性格について言われてきたことの中に，より体質的特徴として抽出されたものと，より社会適応様態の特徴として抽出されたものを区別することができるという点である。同調性[7]，他人との強い接触要求などが前者であるのに対し，執着性格に端的にあらわれている社会的責任，義務に対する義理がたさなどは後者にあたる。Kraus[19]による同一化過剰と役割同一性の肥大の概念にも同じ関係がある。

Krausは，躁うつ病患者は，感情，行動，自身の内的姿勢といったものに高度，過剰に同一化すると述べている。感情の場合を例にとって述べるならば，これは，あるひとつの感情を抱いたら自己の存在全体がその感情に同一化することを指している。この意味で，彼らのその時々の同一性には捻れがない。この傾向のために，躁うつ病患者は，つねにものごとを真面目にとって，出会う出来事の重荷的側面を引き受けるが，両価的な事態にうまく対処したり，出来事の別の側面をとらえてユーモアで返したりすることが苦手である。Krausの議論では，このような存在様態のレベルにある同一化過剰の一要素として，特に役割への距離のない過剰な同一化が取り上げられ，役割の喪失や，役割間葛藤といった発病状況が，そこから説明されている。しかしここにも，過剰同一化という傾向そのものはより体質的な要素であり，その傾向がとりわけ役割への同一化へと向かうということについては，社会適応的要因が強いということを指摘することができる。

このようなふたつの要素の関係は，一般に，身体的素因により近い特徴と，より社会的特徴との階層構造として考えられてきた[12,16,26]。その際，古典的，典型的な気分障害患者を論じている限りにおいては，このふたつの階層間の矛盾や齟齬をとりたてて俎上にのせる必要はなかった。しかしその場合でも，発達史的な側面が導入されたところでは，このふたつの要素のあいだの亀裂を無視することはすでにできなくなっていた。飯田[15]は，執着性格構造が，対象希求（甘え）を断念して社会規範の方へ寄り添うことにより生活史の中で形成されてくることを指摘している。この意味していることは，執着性格の形成過程には，強い同調希求が他者のために尽力することや役割を担って几帳面な仕事を遂行することなどの方へ振り向けられるということが存在したということである。そこには，この振り向けを促す他者（親，社会）とそのような促しを容易に受け入れるような性質をもった本人とのあいだの共同作業があったはずである。そしておそらく，気分障害の古典的な一群では，時代の価値観も反映して，この共同作業は，その跡が見えないほどにまで堅固かつ自然になされたのである。

しかしそもそも，ここでより体質的要素とより社会的要素としてあげたもののあいだには，本来的矛盾，齟齬がある。たとえば，労働においてある役割を担うということは，自己が交換体系の中に組み込まれることを意味している。

その結果，自己に要請される活動の内容も，自己の活動に対する他者の応答も，この体系の中で規定されることになる。その中に身を沈める主体において，自己に要請される仕事につねに自己を全面的に同一化させることは不可能であり，また，自己と他者がそこでつねに相対し響き合うことを期待することもできない。

　これまでしばしば，統合失調症に親和的な人には役割に代表される社会的，世俗的平面へ組み込まれることに抵抗が強く，気分障害に親和的な人には抵抗が少ないという対比の仕方がされてきた。しかし，役割を担うことへの抵抗ということならば，後者にも，隠れた形でではあれ強くある。役割を担うことには，彼らの体質的な特徴と矛盾する面があり，それゆえ役割は，健常人にとってそうである以上に彼らを疎外するものとなり得る。それどころか，彼らにおいては，役割が彼らに疎外状況を作り出した場合，症候学的な「疎外＝Entfremdung＝離人」が生じさえする[34]。一般に過労状況と呼ばれるものでさえ，少なくともその一部は，よく言われているように役割に付随する要請や義務にとことん応えようとして生じたものではないように思われる。それは，役割において自己が疎外されることへの抵抗を長年抑え，自らに鞭打って役割に自己を沿わせてきたことの疲労が蓄積した状態である可能性がある[22]。しかし，彼らは社会的役割をはずれたところで安定して生きられるわけではない。そのような状態ではそもそも彼らの意欲の発動性が失われてしまう。役割がなければ意欲が発動せず，役割を担えばそこに無理に自らを沿わせることによる疲弊が生じるという二律背反の上に，彼らはある。

　昇進や役割間葛藤が発病要因となるというような古典的な発病状況にも，体質的要素と社会的要素の矛盾は垣間見られる。昇進前の役割は，自分の持分での活動がそのまま役割の遂行であり，かつそれには上からの評価が伴うというような性質を持っている。それは，役割というものが介在することにより，かえって「自然に」，自己の行動への自己の全面的な同一化と他者からのそれに対する反響，評価の獲得が実現されているような事態である。管理的な立場に就き，あちらを立てればこちらが立たないというような役割間葛藤に置かれてはじめて，役割が持つ，矛盾する複数の関係性の結節点に位置するという性質があらわになってくる。そのときにはもはや，役割が自己に要請する行動へ自

己の全体をつねに同一化させることも，他者との同調の中で安らうこともできない。

　このような分析の示すところは，古典的な気分障害患者は，役割を担うということと本人の体質的な特徴との矛盾が露呈しない形で社会生活を営んできて，矛盾が露呈したところで発病の危機に陥っているとも考えられるということである。「自然的」と見える患者と環境の相即は，この矛盾が覆われている状況であるとも言えよう。しかし，この矛盾は，早期から，つまり社会生活を営み始める頃から露呈してきても不思議はない。気分障害の非古典的な症例，soft bipolarとされるような症例は，このような例として理解できるものが多いが，その実例については別の場所で示したので[32]，ここでは，時代背景からいっても発症年齢からいっても古典的な例に属しているようでありながらここで述べた非古典的な特徴をも示した経過の長い症例を呈示し，以上の議論の意義を見ておきたい。

V　長期経過における類型の移動とその解釈

症例A　現在66歳，女性。

　3人兄弟の第2子。同胞はみな男性で社会適応は良好だが，弟は気分に波がある。また父は，朝方ときおり，「仕事に行きたくない，人生は寂しい」といったことを子どもであるAに洩らすことがあったらしい。母はAによれば無口で黙々と働く男のような性格だったという。母はAが発病してからはよく相談にのっていたようだが，Aとしては，女性の生き方の基本的たしなみを母から与えられ損なったという不満，淋しさがある。またAは何でも話せる女の兄弟がほしかったということをよく口にする。

　Aは高校在学時，一過性に対人恐怖に苦しみ，短大時代には交友関係が築けないことで悩んでいた。発病後に，その頃すでに，自分に自信がない，自分は変わっているのではないか，社会に出ていくことのできない人間なのではないかという思い，不安があったと回顧している。とにかく働いてみればと思い菓子店に勤め，そこでは几帳面でそつのない仕事ぶりだったが，内気で交友関係

を作ることの苦手な性格は変わらなかった。なお診察時のAは，家庭のことがいつも関心にある平凡な主婦という印象である。

　Aは27歳で見合い結婚。夫は父母を早く亡くして独学で学問をおさめた人だった。Aは，自分に自信がないため母の勧めそのままに結婚したと言う。両親のいないくらいの人とでないと，社会的付き合いのできない自分には結婚生活はつとまらないと思ったと語っている。夫は，職場では有能だったが，Aに教養を身につけることを強要したり主婦としての心構えを諭したりするようなところがあり，そこがAの不満の種となった。

　28歳頃より雨の日の朝に気持ちが沈むということがあったようだが，2人の男子を出産する際などにも問題はなかった。37歳時，長男の成績の悪さをとがめて夫がスパルタ式に自ら勉学の指導に乗り出したのに対して直接に夫に怒りをあらわした後，初回のうつ病相が出現した。この病相は2カ月ほどで回復したが，3年後，今度は長男の帰宅の遅さを叱責した夫に反発した後に2回目のうつ病相が出現，その後うつ状態は遷延した。バイタリティあふれる長男は特にAのお気に入りだった。

　このときにAはわれわれのもとに転院したが，その後も中等度のうつ病相を繰り返して症状の安定することがなく，さらに2度の入院治療が行われた。長男が結婚，独立して家を出た50歳頃からは躁病相も混じるようになり，しかもその頻度が徐々に増していった。躁うつのサイクルに対応した訴えの変化は決まっており，うつのときには，家事ができないことへの罪責感，ひとりでいるときの寂寥感などが訴えられる。うつ状態から脱する頃に，以前の自分の生活環境に対する不満，自分の人生はひとり我慢するばかりの人生だったという恨みが語られる。躁病相になるとはじめはうららかであるが最後には夫に対する不満が爆発し，その後うつに落ち込む。躁的な時期が続いたときには，長男の妻に対して嫁としての態度がなっていないと説教し，恐れられた。

　病像が徐々に急速交代型となり，自殺企図も生じたときに，他病院にAの治療を依頼したが，8年後に書類の関係で患者の予後を知ることができた。そのときAは次男夫婦とともに自宅で暮らしており，われわれのもとで治療を受けていたときとほぼ同様の気分調節薬の処方を受けていたが，気分状態ははるかに安定していた。夫はすでに死去していた。長男の妻はこれまでのいきさつか

らAとの付き合いを避けていたのに対し，次男の妻になった人はAをたてながらAと同居することを苦にしない性格だったらしい。Aの愛着は長男の方に強かったが，Aは次男夫婦との共同生活に満足していた。

　ある種の気分障害の患者では，社会に適応することの困難が自分の根本的な問題として内省されることがある。これは一見，患者が「自明性の喪失」[6]に悩んでいるような概観を与えることさえある。Aの場合も，短大時代にはすでに，自分が社会生活をしていく上で何らかの根本的欠損を抱えているのではないかという感覚を抱いていたようである。Aは，そのことの原因を，母との交流がうすく，母が自分に女性のたしなみを教えてくれなかったことに帰していた。これは，母がまず母子間に共生的なつながりを十分作りあげ，それをもとに自分が社会に出ていくすべを教えてくれていたならば，自分は社会に対する恐怖感を持たなくてすんだのにという訴えだったと思われる。
　Aは，自分の欠損感を，勤勉な仕事ぶり，夫の両親，親族との付き合いの困難のない結婚をすることなどによって克服しようとした。初期の結婚生活では，Aの共生的，親密な関係への希求は，長男とのあいだで満たされ，Aのメランコリー型に準じる几帳面な家事への献身が，家庭の秩序を維持することに役立っていた。この時期は，Aの安定期であった。しかし，夫婦関係は，社会的に主婦はどうあるべきか，教育はどうあるべきかということを，気位の高い夫が妻に教えるという関係であった。これに起因する夫への憤懣は，長男の教育への夫の介入に際して爆発した。
　気分障害の患者は，このようなときに生じる憤懣を，工夫を凝らしてうまく表現することが苦手である。そればかりか，まれならず，それを表出した後に自己の基底的な気分状態までもが脅かされて抑うつに陥る。Aの場合，このパターンは，病像が急速交代型に移行していくときにも繰り返し見られている。そのときの症状は，混合状態から軽躁状態における憤懣の出現，その後のうつ状態への落下の繰り返しであった。
　この経過を通じて言えることは，Aにおいて，長男とのあいだに共生的関係を保持しようとすることと，家庭内の役割に関して夫からの規範的要請に応えることとが，齟齬を来たしていたということである。一方Aには，躁の要素が

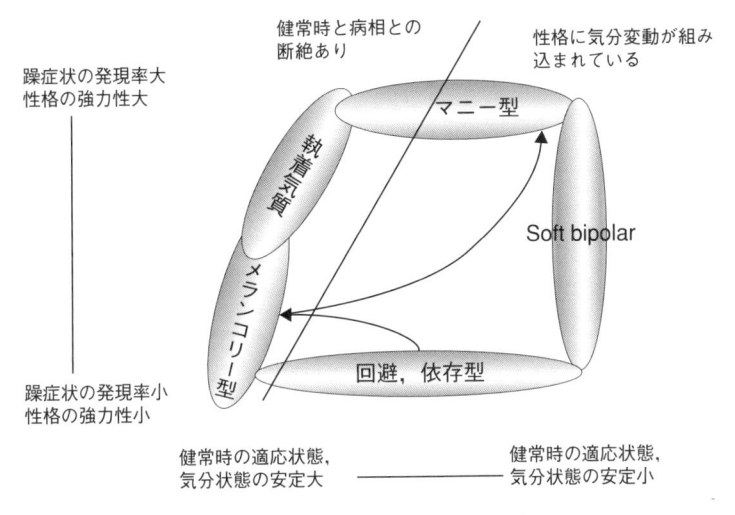

気分障害の辺縁領域 - 構造主義的視点からの考察 -

```
躁症状の発現率大         健常時と病相との      性格に気分変動が組み
性格の強力性大           断絶あり              込まれている

                            マニー型

                    執
                    着
                    気
                    質                        Soft bipolar

                       メ
                       ラ
                       ン
                       コ
                       リ
                       ー         回避，依存型
躁症状の発現率小       型
性格の強力性小

                健常時の適応状態，      健常時の適応状態，
                気分状態の安定大        気分状態の安定小
```

図2　症例Aに見られた類型間の移動

混入するにつれ，長男の妻に向かって説教をするという振る舞いが生じている。ここでAは，今度は自分の方から他人の役割を規範的に統制する側に立ったわけであるが，これは拒絶される運命にあった。長期にわたる薬物療法の不成功にもかかわらず最終的にある程度症状が安定したのは，長男と離れて次男夫婦と同居する状況が，共生的人間関係の平面と社会的役割関係の平面とのあいだで離齬が尖鋭化することのない環境であったことが大きいように思われる。

　この症例を型の移動という観点から見ると，Aは，社会に対する回避的な様態をいったんはメランコリー型の適応によって克服している。しかし，その安定は，他律的に夫から自分の役割を規定されることに対して攻撃性をあらわにしたことをきっかけに崩れた。当初のうつ症状に徐々に躁症状が混じてくるにつれ，今度は，自分の方から長男の妻の役割を高圧的に規定しようとするマニー型的な要素が出てきたが，それは人間関係を危うくするものだった。このような移動をすでに示した図1の上に書き入れると，図2のようになる。

VI 気分障害患者の対人的な「間」

　Tellenbach[30]は,メランコリー型の人の「共感し合う」という対人関係のあり方と,妻,母としての役割を「普遍的規範の実現として遂行する」というあり方を,ともに対人関係の「秩序」として論じている。ここでも,共生,共感的な生き方と,役割,規範を重んずる生き方は,同じカテゴリーに入れられている。このことの問題点については前節で繰り返し論じた。特にわれわれ日本人にとっては,共生,共感的なあり方を「秩序」の問題とするのには違和感があり,対人的な「間」のありようと考える方が自然なのではないだろうか。

　ところで,対人的な「間」の病理の典型と言えば,本邦では対人恐怖があがるであろう。内沼[36]は,対人恐怖を没我と執我が弱力性と強力性の拮抗をなす病理としているが,同時に,対人恐怖症状を示す躁うつ病についても論じている。本稿でも,古典的な気分障害から見れば辺縁に位置するものとして,対人恐怖的な色彩を帯びた例を,対人的な「間」のあり方から考えてみたい。

　対人緊張や対人恐怖的な色彩が目立つ気分障害を理解する上では,他者との同調希求に内在している問題点に注目することが有用である。同調性がつねに現実の中で発揮され得るものならば,気分障害患者は対人恐怖と無縁であろう。しかし,同調への希求はむしろそれを阻む壁に当たる方が通常である。彼らは,その壁に当たって下手に出たり,消沈したり,あるいはまたその壁に対決したり,その壁を突破して歓喜したりする。これらのうちのどのような対処の仕方がそのときどきで優勢となるかは,しばしば気分変動と連動する。このような「間」の様態との関係で注目されるのは,Akiskalが,soft bipolarの患者について,対人過敏と衝動的な外向性の共存を述べていることである。このような患者は,普段は臆病に他者との同調の可能性をはかったり,摩擦によって同調にひびがはいることに怯えたりしながら生活をしている。それでも時に同調への希求が生のまま突出する。彼らのこのような対人関係の様態には典型的な循環気質の人が持つ安定性がない。その不安定さには,気質（temperament）の暗黒面（dark side）が影を落としている[4]。

　ところで,気分障害患者の対人関係の平面にあらわれるのは,自身の同調への希求を阻んだり受け入れたりする他者のみではない。そこには,対人関係の

「間」の取り方を暗に規範的に統制する社会的なルールが存在している。したがって気分障害の対人関係には，これまで論じてきた同調希求と社会規範的要請に従うこととの齟齬という問題が，直接あらわれ得る。一例を呈示する。

症例B　受診時24歳，男性

　Bは大学院在籍時の2月に，毎年この季節に気力が失せてしまうという主訴で来院した。自分から冬季うつ病を疑っていた。前年までは，それでもスポーツをしたり海外旅行をしたりして乗り切ったが，その年は重症とのことだった。Bのおもな症状は，まわりの景色を見ても焦点が定まらない感じで頭に霧がかかったよう，行動が進まずどんどん他人に遅れていく，人を避けて閉じこもるというものだった。食欲は落ちず，甘いものを食べると安心すると言い，睡眠時間は長くなり，ずれこんでいた。非定型うつ病の特徴があったと言ってよいと思われる。今までに気分が高揚した時期が2, 3度あり，そのときは遊びたい気持ちや自己主張が強まったが，爽快な気分は続かずむしろいらいらしていたと言う。Bは，診察時，話し始めると人なつこく熱中してくるが，警戒的なところもあり，ときおりきびしい視線を向けることがあった。

　3月，4月と一進一退ながら全体の調子は改善した。少量の抗うつ薬を服用したためもあろうが，季節の影響も考えられた。5月には恋愛の挫折があったようでやや落ち込んだが，6月には持ち直して再び調子があがってきた。ある会社に就職を決定，これについては，自分のもっとも望む選択ではないが，家の経済的余裕はもうないのでこの就職でよいと述べていた。

　面接の内容は対人関係に関することがおもだった。調子が落ちてくると，他人は自分の何を詮索しているのだろうという気持ちになってくると言う。自分の話に他人がさっと反応してくれればよいが，それがないと，「何こいつは威圧的な」と考えてしまう。人の視線が自分の防波堤を破って侵入してくるのを自衛する。特に気持ちの沈んでいるときは人を避ける。小心なところと人なつこさが同居しているのが自分だとも言う。抑うつ的なときは会話をしていても心そこにあらずという感じで，会話の「あいだ」の中に自分がはいっていけないが，調子が改善してくると人との「ずれ」が埋まってくるとのことだった。

　8月にはいり就職先での集まりがあったときには，初対面の人を前にして緊

張で手がふるえるという訴えが出た。日本では対人関係をはかりながら振る舞い方を決めなくてはならず緊張する。このくらいの目上の人にはこのくらいの態度で臨まなければならないと思いわずらう。アメリカにいたときは，皆フランクで，日本にいるときのような間合いを考えずに生活でき楽だったと，Bは振り返った。

　ふたたび冬が来て論文の締め切りが近づいた。この年の冬には大きな落ち込みは出なかったが，締め切りに追われるということにどのように対処するかということが話題となった。軽いうつ状態では，いつも，自分の時間と他人の時間とのあいだにすき間があり，締め切りと言われても，はじめは「それはなんだ」という感じがすると述べた。しかし，Bは，締め切りというものがないと，結局何もやらずに終わってしまうとも語った。締め切りが近づいてはじめて，どんどん熱中してきて課題をやりとげるが，それが終わると，また，世間とのあいだにすき間が残り，自分にも空虚感が残るとのことだった。

　この症例で患者がもっとも訴えているのは，対人的な「間」の問題だった。Bにとっての「間」のあり方は，対人恐怖の典型例と同一ではない。たとえば，「間」のぎこちなさから羞恥の感情が生じ，それに対処しようとして無理に優位に立とうと振る舞ったりおどけてみせたりというようなことは生じていない。基本的に生じてくることは，うつ状態では世間一般や他人とのあいだに「すき間」が生じ，うつ状態の改善と連動してそれが埋まるということである。うつ病が間主観的時間からの脱同調（desynchronization）の病であるというFuchs[8]のテーゼをそのまま裏書きしているような例であると言ってもよい。しかし，この「間」に生じていることについては，もう少し細かく見ていかなければならない。

　Bの対人関係の持ち方は，人なつこい患者が相手が同調してくれるかと過敏に探っているというのが実態である。しかし，Bはこの同調希求が他者の壁によってはね返されたとき，必ずしも単に消沈するわけではない。自他の距離を乗り越えようとしたまさにそのときに，Bは，そこに壁を立てる相手の視線を強烈に感じる。そして今度は，その視線に傲岸に対峙する強力成分が発動する。小心な弱力性にこの強力性が拮抗をなすことにより，Bの対人関係の「間」の

あり方には対人恐怖的な色彩がはいりこむことになる。内沼[37]は，同調性，対人過敏，対人恐怖というスペクトラムを考えているが，この3者のからみあいがこの症例にはあらわれている。

このような対人関係の「間」に，ふたつのやり方で社会軌範的な要素がはいりこんでいる。

ひとつは対人的な礼の取り方である。Bは，日本の会社への就職を機に，この礼を実行することの困惑を強く感じるようになった。Bにとって，アメリカでの対人関係は，フランクな関係と型にはまったマナーのみで成り立っており，対処しやすいものであった。これに対して，日本人の会社社会は，Bが望むような距離のない人と人との同調に規範的に制限を加える形であらわれた。しかもそれは，自分で「間」をはかりながらその都度振る舞い方を決めていかなければならない性質のものだった。このように，Bにおいては，礼に代表される規範は同調希求と離齬を生じていた。

その一方で，仕事の締め切りという規範は，Bにとってむしろ同調を回復するために不可欠な要素としてあらわれた。うつ状態になると，Bはだんだん周囲の対人関係のテンポからずり落ちていき，周囲との距離がうまらなくなってしまう。締め切りに間に合わせなくてはいけないという規範的な要請によって，Bには，そのようなときにも社会との同調を維持するための通路と発動性が与えられる。それにより，Bは熱中して仕事にとりかかれもするのである。

気分障害患者にとって，社会軌範的な要請には，他人への同調希求と離齬をきたすという側面がある。それと同時に，そこには，発動性を鼓舞して世間一般との同調性を維持するという側面が存在している。

Ⅶ 非典型的な気分障害と気分障害の辺縁疾患

これまでに，気分障害の非典型的な群を，体質的なあり方と社会構造からの要請とのあいだの離齬に注目して論じてきた。このような症例は，ヒステリー的，自己愛的，対人恐怖的，境界例的色彩を帯びてあらわれやすいのであるが，それならば，それらは，中核的なヒステリー，自己愛性人格障害，対人恐怖，

境界例とどのように異なり，どこまでまじりあうのであろうか．対人恐怖については，前節の症例で多少の検討を加えたので，ここでは残りの場合について簡単に触れることにしたい．

まず，依存的なタイプの患者が，暗に周囲に圧力をかけて自分への庇護を期待する場合，それがヒステリー的な行動に類似してくるということがあろう．ヒステリーの患者との鑑別の上でもうひとつ注意しなくてはならないのは，ヒステリーの患者にも律儀で強迫的なところがあるという点である．内因性の病態の患者の方が自責的であるということはある程度言えるのであるが，この鑑別は絶対的なものではない．ヒステリー性格の人が愛他的に強迫的な努力をし，それがかなわなかったときに自責的になることはまれなことではない．

自己愛の問題が前景に立つのは，マニー型に傾くsoft bipolarの患者である．このような患者は，自己の能力が十全に発揮されるような環境が与えられ，かつその成果に対して周囲からの照り返しが得られて当然であると考える傾向がある．Mundt[24]は，このような患者への精神療法の指針として，自己愛患者への治療をそのまま引用している．しかし，自己の問題への否認や反動形成が目立ち，他者を操作することに長けた，厚顔な（thick-skinned）タイプの自己愛性人格障害の患者[9]と，このような患者が同一であると考えるのには，やや疑問がある．あからさまな否認と他者操作は，気分障害患者全体の特徴である捻れのない同一性形成と相容れない面がある．

境界例患者については，彼らが，社会的枠組に対して，たとえば治療の枠を破壊するという形で切り結んでくるという点が，気分障害の患者と異なる．気分障害の患者の辺縁群においては，社会的枠組の維持を要請する規範との齟齬があらわになってはいるが，彼らはそれと正面から対決するわけではない．それゆえ，たといいったん社会からの逸脱が目立ってきても，彼らが再度そこ（社会）に寄り添うようになる可能性は高い．気分障害患者の辺縁群の場合，古典例のようにもとの環境との関係の復旧をめざす[17]だけでは不十分で，環境との関係の練り直しを援助する治療的配慮が要請される．しかし，社会と関係を持つ基本的能力は，境界例患者よりも高く保たれていると考えてよいであろう．

Ⅷ 主体を社会へ導く強迫と導かない強迫
―アパシーを例として―

 ところで，境界例患者にも強迫性が強くあることはよく知られている。けれども，執着気質近辺の人の強迫的な律儀さがつねに社会的な職務や責任の遂行へ向かっているのと対照的に，境界例患者の強迫性は，彼らに社会への通路を開かない。社会への通路を持たない強迫性は，アパシーの患者に明瞭に見られる特徴でもある。アパシーと気分障害とのあいだには連続論も存在するが[21,27]，この特徴を考慮すると，むしろ，アパシーは気分障害とは区別して境界例に近づけて見るべきであるように思われる。一例をあげる。

症例C　受診時24歳，男性

 Cは，ここ1年近く大学院の研究室に行っていない，基本的な自信が自分には欠けているという主訴で自分から受診した。研究室に行けなくなったきっかけについては，Cは，学会発表のために根をつめて体調を崩してからとも，本当のところは今までの自信欠乏や不安感が吹き出ただけであるとも言う。論文の締め切りが近いことも原因らしかった。研究室の教授は，もともと力のある人と聞いていたので期待していたが（Cは若いときから化学系の専門分野のコンテストで賞をとったりしていた），神経質で弱いところがあるのではないかと言う。Cには，ときに微熱，動悸が出るといった症状はあるものの，食欲，睡眠に異常はなく，抑うつ感もなかった。

 Cの生活ぶりについて，研究室に行かなくなったころからサークルでめざましい活躍をしていることが，ほどなく明らかになった。専門家の卵も所属している演劇集団を組織して，演出を担当するだけでなく舞台脚本も手がけて公演を成功させた。さらに，もうひとつ別の前衛的な演劇集団にも属していた。普段の生活は朝9時に出かけて夜11時まで演劇にかかわるというもので，Cの細面で不安の強そうな容姿からは想像もつかない活躍ぶりであり，しかも普段から台本をコンピューターに打ち込んで何度でも推敲していくという徹底さだった。Cは面接では，これらのことについて，隠すわけではないが，時折淡々と触れる程度だった。

Cは，他人の言葉の端々から自分の能力を実は人がばかにしているのではないかという被害妄想的な考えを発展させてしまうと語っていた。3カ月後のある面接で，これらが，「本業」を身につけるということに密接に結びついた悩みであることが明らかになった。

　Cは，確かに自分は若いときから賞をとったりしてきたが，それは，小さな現場で役に立つ工夫といったもので賞をとってきたのであって，オーソドックスな成果をあげて賞をとってきたわけではないのだと言う。さらにそもそも教科書的な勉強を自分はきちっとしておらず，同僚も自分をそういう目で見ているのではないかとも言う。Cの経歴から見てこれは客観的事実ではあり得ないのだが，Cの心の中ではそうとしか思えないらしい。具体的な仕事なら自分は負けない自信があるのだが，同僚はみなオーソドックスな教育を受けている自信を持っていて，それに圧迫されるのだと言う。研究者としての将来の職業イメージは描けない。あえて自分の将来を描くとすると，小さな工場で汗にまみれる役。自分がやっている演劇でも実は同じような感覚がある。そこには専門的な訓練を受けた人もいて，自分は誰々の教えを受けたというようなことを言う。そのような人たちに実践で負けないという気概，自信はあるが，結局その人たちの方がオーソドックスでこちらを侮蔑的に見ているのではないかという感覚が抜けないと言う。

　Cに，副業（演劇）でのあまりの強迫的徹底性について指摘すると，自分が強迫的になるのは本業の方であると反論した。本業には社会的責任があるので，完璧でなければならないと思い，その結果「全か無か」となってしまう。演劇は副業なので，なんとかやっていけているのだとのことだった。

　Cは，自分の根本的な自信のなさの由来を自分と母親との関係に帰していた。母は，論理的に通っていようがいまいが，結局は自分の言うことが正しいということになっている人であり，かつ結局，オーソドックスでブランドがあるものしか評価しない人であると言う。Cはこの母に自分の苦境をずっと言えなかったが，いったん自分の状態の本当のところを打ち明けて留年し，学費を払い続けてもらうことの了承を得たときに，長年続いた自律神経症状が消えている。ところがその母が，そこまで演劇に打ち込んでいるならば進路を変えて演劇でやっていけばよい，そのように転進して立派に成功した人はいくらでもいるで

はないかと言い始めたころに，Cは，ぷっつりと演劇をやめてしまった。

　このような，高い活動性を保っている例を範例とすることはできないかもしれないが，それでもこの症例は，アパシー，およびアパシーと気分障害との差異を理解する上でいくつかの示唆を与えている。

　Cが置かれている状態を理解する上で，Cが「オーソドックスなもの」に独得のイメージを抱いているということを避けて通るわけにはいかない。Cはそれを，つねに自分とは懸隔のあるものと考えている。しかし単に懸隔があるだけではない。Cは，オーソドックスなものを体現しているように見える人物群に対して，被害的感情を抱いている。オーソドックスなものを体現している人物は，けっして実質的な能力を持ったものとしてCによって認識されているわけではない。それは，ある意味中味とは無縁の「ブランド」を僭称している人たちに過ぎず，実質は自分が上であるとCはひそかに考えている。しかし，Cにはまた，オーソドックスなものにのみ社会への通路が開けているようにしか見えないのである。Cは，自分がこの通路にはいれないという自己卑下とルサンチマンを抱いている。

　Cの強迫のあり方も，このオーソドックスなものという審級との関係から見ていく必要がある。Cは確かに副業で強迫的な活動性を発揮していて，本業は放棄している。しかし，Cの言うところによれば，本業の領域が強迫性と無縁なわけではない。Cにとって，本業の領域，すなわちオーソドックスであることを要請される領域は，本人に制御不能なほどの圧迫を与える領域である。そのために自覚的には，Cは，この領域でこそ，自分の強迫性を刺激されている。しかしCは，その領域での自分の行為において100パーセントの完全性を実現することができないならば，そもそもそこにかかわることをまったく放棄するほかない。

　このような例からは，アパシー患者の退却に，競争で負けることへのおそれからくる本業の放棄と副業領域での強迫性の発揮[18]という以上の，構造的欠陥を指摘したくなる。構造主義的な視点から言えば，この症例では，「本業」に付随するオーソドックスなものの審級に主体が組み込まれるところに，根本的な問題が見られる。この場合，本人の強迫性は，主体を社会に向かう通路へ導

く役割を果たさない。これは，気分障害患者の強迫性がいったん発揮され始めたならば社会的責任を果たす方へ向かうのと対照的である。

このようなCに見られる欠陥が，Cと母親とのあいだにある対象関係の問題を精神療法によって取り扱うことによりどれほど補正され得るのかということは，挑戦に値する課題である。しかしその補正がなかなか容易になされるものではないということも言えそうである。

IX まとめ

① 従来の気分障害の精神病理学のおもな対象であったメランコリー型は，今でも，臨床において参照すべき地点に位置している。しかし，現在そのような古典例は減少しつつある。気分障害の非古典的な領域についての精神病理学が要請される。

② そのような領域の患者は，社会適応に安定性を欠き，パーソナリティの問題がおもな患者と区別が難しく，気分障害の辺縁群を構成する。回避，依存型の患者，soft bipolar，発揚型の患者の一部などがこの領域に属している。

③ この領域は，古典例と対照的な特徴を示すが，連続性も存在する。構造主義的な視点から言えば，社会的役割を担うことには主体が疎外を受け入れるということが付随している。気分障害患者の同調希求，捻れのない同一性といった体質的な特徴とこの疎外の受け入れとのあいだには，本質的な離齬がある。古典的な患者では，体質的な特徴は役割を模範的に遂行する適応様態へ振り向けられており，この離齬は覆われている。辺縁群の患者では，この離齬は人生の早期から露呈している。

④ 気分障害患者の，生活史，発病，遷延，回復といった縦断的な変化や，横断面でのさまざまな対人的な「間」の持ち方などは，この離齬の露呈と被覆という観点から説明できる部分が少なくない。

⑤ 気分障害の非古典的な領域の症例は，ヒステリー的，自己愛的な色彩を帯びてあらわれやすい。しかし，ある程度重症なレベルのパーソナリティ

の問題を抱える患者とのあいだには，見過ごしがたい差異も存在する。そのような患者では，強迫性は主体を社会へ導く働きをしない。これに対して気分障害患者においては，強迫性は，主体を社会適応へ導く可能性を保持していると考えられる。

□ 文　　献

1) Akiskal, H. S., Bitar, A. H., Puzantian, V. R. et al.: The nosological status of neurotic depression. Arch. Gen. Psychiatry, 35; 756-766, 1978.
2) Akiskal, H. S. and Mallya, G.: Criteria for the 'soft' bipolar spectrum: treatment implications. Psychopharmacol. Bull., 23; 68-73, 1987.
3) Akiskal, H. S.: The prevalent clinical spectrum of bipolar disorders: beyond DSM-IV. J. Clin. Psychopharmacol., 16(Suppl 1); 4S-14S, 1996.
4) Akiskal, H. S.: Comorbidity and the dark side of temperament. Current Opinion in Psychiatry, 12(suppl 1), Lippincott Williams & Wilkins, London, p.133, 1999.
5) Akiskal, H. S., Hantouche, E. G. and Allilaire, J. F.: Bipolar II with and without cyclothymic temperament: "dark" and "sunny" expressions of soft bipolarity. J. Affect. Disord., 73; 49-57, 2003.
6) Blankengurg, W.: Der Verlust der natürlichen Selbstverstäntlichkeit. Enke, Stuttgart, 1971.（木村敏他訳：自明性の喪失. みすず書房, 東京, 1978.）
7) Bleuler, E.: Die Probleme der Schizoidie und Syntonie. Z. Ges. Neurol. Psychiat., 78; 373-399, 1922.
8) Fuchs, T.: Melancholia as a desynchronization: towards a psychopathology of interpersonal time. Psychopathology, 34; 179-186, 2001.
9) Gabbard, O.: Psychodynamic psychiatry in clinical practice. American Psychiatric Press, Washington, 1994.（舘哲朗監訳：精神力動的精神医学, 3. 岩崎学術出版社, 東京, 1997.）
10) Gebsattel, v V. E.: Die Störungen des Werdens und des Zeiterlebens im Rahmen psychiatrischer Erkrankungen. Gegenwartsprobleme der psychiatrisch-neurologischen Forschung. S54-71, Roggenbau, Stuttgart, 1939.
11) Häfner, H.: Struktur und Verlaufsgestalt manischer Verstimmungsphasen. Jb. Psychol. Psychother. Med. Anthropol., 9; 196-217, 1962.

12) 平澤一：軽症うつ病の臨床と予後．医学書院, 東京, 1966.
13) 広瀬徹也：逃避型抑うつについて．宮本忠雄編：躁うつ病の精神病理, 2．弘文堂, 東京, p.61-86, 1977.
14) 広瀬徹也：精神疾患におけるcomorbidity概念の成立．精神経誌, 99; 942-948, 1997.
15) 飯田眞：メランコリー型の発達史論－うつ病双生児の不一致症例－．飯田眞編：躁うつ病の精神病理, 3. 弘文堂, 東京, p.1-19, 1979.
16) 笠原嘉：うつ病の病前性格について．笠原嘉編：躁うつ病の精神病理, 1．弘文堂, 東京, p.1-29, 1976.
17) 笠原嘉：うつ病（病相期）の小精神療法．季刊精神療法, 4; 118-124, 1978.
18) 笠原嘉：アパシー・シンドローム－高学歴社会の青年心理－．岩波書店, 東京, 1984.
19) Kraus, A.: Sozialverhalten und Psychose Manisch-Depressiver. Enke, Stuttgart, 1977. (岡本進訳：躁うつ病と対人行動．みすず書房, 東京, 1983.)
20) Lacan, J.: Ecrits. Seuil, Paris, 1966.
21) 松本雅彦, 大森和弘：感情障害とその周辺－「逃避型抑うつ・中年型」について．精神医学, 32; 829-838, 1990.
22) Matussek, P.: Analytische Psychosentherapie. 1.Grundlagen. 2.Anwendungen. Springer, Berlin, 1993/1997.
23) Mundt, Ch.: Endogenität von Psychosen-Anachronismus oder aktueller Wegweiser für die Pathogeneseforschung? Nervenarzt, 62; 3-15, 1991.
24) Mundt, Ch.: Die Psychotherapie depressiver Erkrankungen-zum theoretischen Hintergrund und seiner Praxisrelevanz. Nervenarzt, 67; 183-197, 1996.
25) Perugi, G., Toni, C., Travierso, M. C. and Akiskal, H. S.: The role of cyclothymia in atypical depression: Toward a data-based reconceptualization of the borderline-bipolar II connection. J. Affect. Disord., 73; 87-98, 2003.
26) 佐藤新, 横山知行, 飯田眞：躁うつ病病前人格の日本的特性－執着性格概念の展開と構造－．臨床精神医学, 23; 13-21, 1994.
27) 佐藤哲哉：逃避型抑うつおよび退却神経症の精神病理(その2)－病前性格の発達と成人の発達課題との関連－．笠原嘉編：躁うつ病の精神病理, 5．弘文堂, 東京, p.55-86, 1987.
28) Schneider, K.: Klinische Psychopathologie. 11., unveränderte Auflage. Thieme, Stuttgart, 1976.
29) 下田光造：躁鬱病について．米子医学雑誌, 2; 1-2, 1950.

30) Tellenbach, H.: Melancholie. Vierte Erweiterte Auflage. Springer, Berlin, 1983.（木村敏訳：メランコリー．みすず書房, 東京, 1985.）
31) 津田均：マニー型性格を基礎性格とするうつ状態．精神医学, 35; 703-712, 1993.
32) 津田均：3世代にわたって躁うつ病への傾向を示した症例の精神病理学的考察．臨床精神病理, 17; 37-48, 1996.
33) 津田均：規範の精神病理と創造のパトス的側面．日本病跡学雑誌, 58; 14-23, 1999.
34) Tsuda, H.: Zum Leiden und zur Entfremdungserfahrung jüngerer Manisch-Depressiver. Heinze, M., Kupke, Chr., Kurth, Chr. (hrsg): Das Maß des Leidens. Klinische und theoretische Aspekte seelischen Krankseins. Würzburg, S207-220, 2002.
35) 津田均：様々なタイプの躁うつ病患者における「執着」について．精神経誌, 105; 544-551, 2003
36) 内沼幸雄, 斎藤高雅：対人恐怖と躁うつ病－分裂病論への逆照射－．中井久夫編：分裂病の精神病理, 8. 東京大学出版会, 東京, p.169-206, 1979.
37) 内沼幸雄：対人恐怖から躁うつ病へ．木村敏編：躁うつ病の精神病理, 4. 弘文堂, 東京, p.127-164, 1981.
38) Zerssen, vD.: Zur prämorbiden Persönlichkeit des Melancholikers. Mundt, Ch., Fiedler, P., Lang, H., Kraus, A. (hrsg): Depressionkonzepte heute. Springer, Berlin, S76-94, 1991.

存在の耐えがたき空虚
－ポスト・メランコリー型の精神病理－

内海 健

I はじめに

　わずか四半世紀前まで，内因性精神病は揺るぎない疾患として，厳然たるたたずまいをもって存在していたように記憶している。だがこの短い期間に，臨床風景はまたたくまに大きな変貌を遂げた。誰の目にも，分裂病とうつ病は，劇的といってよいほど軽症化した。前者は統合失調症へと意匠を変え，後者は精神病という名称がもはやふさわしくない事例が大半を占めるようになった。このように振り返るとき，かつて内因性と呼ばれたこれらの疾患において，その根本にかかわる何ごとかが起きていると考えられるのではないだろうか。

　近年，筆者は分裂病から統合失調症への呼称変更を，時代の一つの兆候であるととらえ，この疾患を出現せしめた近代の終焉をそこに読み取ることを試みた[8]。他方，うつ病に関しては，いわゆる「ポストモダン」という時代の中でのその変貌を論じた[7]。これらの論考は，どちらかといえば，巨視的な観点に偏したものである。それゆえ，ここではより臨床に即した視点から，うつ病において，その病理にいかなる変化が起きているのか，明らかにするよう試みてみたいと思う。

うつ病の臨床像の近年における変化を一言で表すなら，「びまん化」という用語でパラフレーズできるかもしれない。たとえば，心因性と内因性の区別はもはや判明なものではない。かつて状況論がようやく切り開いたうつ病の了解可能な地平は，ほとんど無制約に拡大され，昨今では容易に過労，ストレス，あるいは対人関係からうつ病が発症すると，気楽に考えられている。また，単極型と双極型の二分法は，"bipolar spectrum"という用語が示すように，失効しつつある。そして自殺もびまん化している。それは単に数が増えたということだけではない。往時，自殺企図という究極の事象と，うつ病者が普段示すあり方のあいだには，大きな断層があったように思う。そのあいだには十重二十重とはいわぬまでも，何がしかの壁が立ちはだかっていた。それが近年の事例では，リストカットや過量服薬が，あたかも日常茶飯事のように出来している。かつて，関係者を震撼とさせた出来事，あってはならぬことが，ありふれた事柄として処理されていく。

　「びまん化」とは，クリアな型をもたないことを意味している。実際，かつてのメランコリー型のようななじみある類型に出会うことは，むしろ稀なことになりつつある。そして，こうした範例を見出せぬことが，うつ病臨床をつかみどころのないものにしているように思う。

　だが他方，型があることによってみえなかったものが，すぐそこに現前しているということはないだろうか。精神病理学的まなざしをこらすとき，かつてとは異なった様相が立ち現れるのではないだろうか。筆者は，この変化の兆候の一つを，「罪悪感から空虚感へ」と定式化する。この空虚感こそが，近年のうつ病の根本気分を形成し，それだけではなく，うつ病の病理の核心を垣間見せてくれるものかもしれない。そしてさらに，およそ「存在」するということの何か根幹にかかわるもの，そうした次元を開示するかもしれないのである。こうした構想のもとに，ここでは一見さりげない症例を提示するとともに，精神病理的論考を展開したいと思う。

Ⅱ 症　　例

1. 症例J：初診時30歳，女性

　Jは謹厳実直な両親のあいだに一人っ子として生まれた。父母ともに，人の悪口を一切言わぬ人で，Jにはむしろ偽善的と思われたくらいであった。Jが何かを訴えても，「それはおまえがいたらないから」，あるいは「おまえが我慢すべきこと」と常に諭されてきたという。また，Jはちょっとした母の表情の変化を見とがめては，「怒っているでしょ」と尋ねるのだが，母はきまってそれを否定した。

　父の仕事の都合で，Jは2年に1度は転校した。順応性はよく，たとえばフランスにいた頃には，フランス人の生徒のコミュニティに難なく溶け込み，日本語を忘れてしまうくらいであったという。反面，周囲に慣れた頃にはまた転校となるので，自分をどう出していいかわからず，とりあえず仲よくして，自分をアピールすることを控えるようにしていた。新しい友達に溶け込めないことがあると，自分の責任であるかのように感じ，嫌われることをしたのではないかと思い，自分を責めた。また，長く付き合っているとつらくなってきて，自分の悪い面を見せたのではないかとすごく後悔し，それなら見せるべきではないと思って自分を作ってしまうのだったという。

　反面，J自身は，こうなる以前は，自分は本来気が強く，短気で，喧嘩っ早いほうだったとも回想する。もともとは性格が強くて，どうせ転校するからいやという感じで，ボスとすぐ衝突した。ところが，都会に転校したとき「わがままな自分がだめになった」。「みんなすれていて二枚舌，いじめ方も陰湿で，徒党を組む」ことに驚き，ある種のカルチャー・ショックを受けた。こうして「言いたいことを言ってはいけない，おべっかを言うのが社会だ」ということを学んだのだという。

　小学校の頃から，寝るときにすべてがいやになって，吐きそうな気持ちになり，それが毎晩の儀式のようになっていた。不登校になりかけたが，親はその理由も気持ちも知る由もなく，ただただ「学校に行きなさい」と言うだけで，たたき出された。高校時代には，試験などのプレッシャーがかかったときに過

食 - 嘔吐がみられた。また当時から,「なんで生きていかねばならないのか」と自問するようになったという。

　持ち前の順応のよさで, 都会のカルチャー・ショックも乗り越えたが, 外の世界に無理をして適応した反動で, 家では荒れることもあった。とりわけ高校在学中に海外留学を止められたときは,「これまで転校やいじめをずっとがまんしてきたのに, いざ自分がこうしたいと思ったとき, その願いをかなえてくれないのか」と, 堰を切ったように, 母に激しくぶつかった。責められた母は,「どう償えばよいの」とうろたえ, その後しばらく抑うつ的となった。Jの母自身, 若い頃には自立を目指した女性であったが, 就職が決まった直後, 見合い結婚を強いられたといういきさつをもつ。実際, 彼女は,「女の幸せは結婚して子どもを産んで家庭を作ることである」といういささか古めかしい女性観を牢固として曲げないJの父や父方祖母からJをかばい, ひそかに留学の話を進めながら, うまく取り繕ってきたのだが, 最後になって自分の力ではどうにもならなくなったのであった。

　結局, 母方祖父のとりなしで, 高校卒業後, 英国に留学することとなった。同地でもまた適応はよく, 成績も優秀であった。6年後, 指導教官は研究者としての道を勧め, 本人も残るつもりでいた。だが, 父の強い意向が働き, 帰国して企業に勤めることとなった。本人が回想するには,「勉強や留学はまたあとででもできることなので, この際, 一度は就職を経験してもよいか」と割り切ったつもりであったという。大手企業の重職にあった母方祖父が, 何かとアドヴァイスを与え, 結局A社に入社した。

　入社後はもっぱら営業を担当したが, 3年目の地方勤務時代に抑うつ的となり1カ月休んだ。5年目（X－2年＝28歳）の11月, 地方勤務から東京に配属となる。翌年（X－1年）の1月になると多忙をきわめ, 不眠が出現し, 過食 - 嘔吐が頻繁となった。2月になると朝も起きられず, 出社してもぼーっとしている。何もしたいと思わないし, 楽しいと思うこともない。休日は家から一歩も出ず, 誰とも会いたくない, しゃべりたくない, といった状態となった。3月, 精神科クリニックを初診し, うつ病と診断され, 3カ月間自宅療養ののちに回復し, 復帰した。

　X年2月から, 再びうつ状態にて会社を休むようになり, 筆者のもとを受診

した。その当時は家に引きこもりがちで，一時は通院もおぼつかないほどであった。日内変動が著明に認められ，強い抑制は，夕方になると「会社に行けるかな」と思えるくらいの状態になった。当初から，人に迷惑をかけていると自責的になる一方で，次第に虚無感が口にされるようになった。「自分は根本的に社会に適応できない欠陥者ではないかと思う。何かしたいことも，しなくてはいけないこともない。自分で何がしたいかわからない。存在することに意味が見出せない。事故かなんかで死んだらいいと思う」。こうしたたぐいの思いが去来しては，診察場面で語られた。

　Jの上司は本人を次のように評している，「わが部の宝です。とても明るい子で，取引先に褒められる。完璧主義者で徹底的，融通がきかず，普通の人なら見過ごすことでも責任感を感じるようである。プライドはそれなりにあり，実際常人にない能力の高さをもっている。手を抜けず，逃げをうたない。何より人からの評価に敏感すぎる」。J自身も仕事に関しては同様に，「全部自分でやらないと気がすまない。調整するのが好きで，みんなに仲よくやってもらいたい。引っ張っていくよりサポートするほうが向いている。完璧にやろうとして，自分にできないことや，突発的なことが起こるとあわててしまう」と述べた。

　異性関係については次のように述べている。付き合う男性はみな，Jのほうが世話を焼き，「あれこれしてあげなければ」という関係になってしまう。それが負担となると，一人になりたくなる。皆から姉御肌と言われる。甘えるつもりが，いつのまにか甘えられる。選ぶ人は「ちょっと助けてあげなきゃ」という感じの繊細な人，「頼ってくれ」と言ってくるが，そういう男にかぎって頼ってくる。友達からは「同情はだめよ」と忠告される。結婚については，仕事をするようになってから，その願望が減ってきた。結婚式願望はあるが，その後の生活については夢がなくなった。

　自分の性格については，「分裂している」と言う。「2つの分裂した自分がいる。人に気を遣いすぎて，食べ吐きをする自分と，孤独でも平気な自分。1カ月くらい一人でいても平気。一旦，人間関係が入ってくると，本来の自分でなく振る舞っている。自分の思っている私と他人の思っている私が離れている」。たとえば，他人からそもそも評価をされないなら，それはそれで気にならない。だが，一旦よい評価を受けると，それを失うのではないかと心配になる。完璧

でありたいと思うと同時に，いい子でありたいと思ってしまう。ちょっとした動きで人の考えがみえてしまい，そしてそれによって左右されてしまう。

　もともと人嫌いではなく，どちらかというと人間好きだと思うが，長く付き合っていると，いろんなところがみえてきて，裏のどろどろしたのを投げかけられていやになる。愚痴を聞かされたり，関係のごちゃごちゃしたものをもってこられたりしやすい。特に，その場にいない人の悪口を聞かされるのがいや。一緒にいるときはうまく調子を合わせているのに，と思う。

　このような述懐が繰り返された。Jの話し方は，執拗ではなく，むしろ淡々としてはいたが，かといって感情が切り離されたようなものではなかった。そして「自分は根本的に社会に適応できない欠陥人間ではないか」という懸念は，何度も繰り返し表明された。

　X＋1年1月，ようやく復帰が可能な状態となり，管理部門へ異動となった。「人に気を遣ってがんばりすぎる」という本人の性癖に配慮したものであった。だが，1カ月ほど経過すると，「営業がうらやましい」と言うようになった。仕事を自分で回せているという充実感や，役に立っているという実感が得られないことに苛立っているようであり，夢の中でも，仕事をしないので軽蔑され，罪悪感をもつような自分をみるようにさえなった。その後，一定の仕事が遂行できるまで回復したが，依然として空虚感は持続した。それは診察において，とりたてて訴えるというわけではなく，やはり淡々と表出された。以下はある日の述懐である。

　「何がいやというわけではないのにいやになってしまいます。全部投げ出したくなる。私がいようといまいと，会社は回っています。必要といってくれるが，必然ではありません。私でなければならないわけではなく，私の代わりはいくらでもいます。以前にもまして死んでしまいたい願望があります。怖くもないし，申し訳ないとも思わない。発作的に手首を切るかもしれません。私が死ぬと悲しむ人もいるかもしれないが，そんなことは時が解決するし，人は交通事故でも死ぬものです。空虚感があり，満たされない。疲れた。どう振る舞えばよいか，何をすればよいのか。私は役に立っていない，誰かに必要とされるのが自分の満足感，でも疲れた。自

分自身がない。きっと誰かに必要とされているだけではだめで，自分でやっているという気持ちにならねばと思います。人と接していても満足しないのが今回はっきりわかりました。私が必要だと言ってくれても信じられない，人間不信になってしまいました」。

　抑うつは影をひそめたが，疲れやすさに加えて，人間関係のわずらわしさ，合わせることのつらさ，そして他人の感情をもろに受けてしまう傷つきやすさが今日にいたるまで続いている。夢では，就職活動をしなければと焦っているシーンが繰り返し出現する。定時の勤務をやっとこなせる状態で，へとへとになって家にたどりつくような状態で，「営業なんてとんでもない。よくもあの中でやっていたものだ」とも言うようになった。「苦しんで苦しんで，自分の形を変えてまですれば，会社に合わせることができるかもしれないが，そこまでやっても，と思う」と言い，定時には退社し，アフター・ファイブは習い事でもしようと，吹っ切れたようにみえたこともあったが，長続きはしなかった。あるいは仕事をふられるのに対し，「私，バカなんです。数字わかりませーん。来年は15まで数えられるようにします」などと，健気にバカな自分を演出することもあった。とはいえ，いざとなると仕事や人間関係の中に巻き込まれてしまい，それがさらに徒労感，虚無感にいっそう拍車をかける。自殺願望はつねに付きまとい，「近くに新しくできたビルから飛び降りる第一号になるのもいいかもしれない」とあっさりと口にすることもあった。「こんなことしていても一向によくならない。会社に来る意味があるのか」と言って，いったん辞める決心をしながら，でも仕事がなくなったらどうするのかと撤回する，というようなことを二度三度と繰り返した。こうしたJの姿は，もがきながらも大きな空虚から抜け出すことがかなわず，そのたびに治療者にいたましさの感覚を与えずにはおかない。

2. 症例の小括

　本症例は，26歳時に3カ月間の抑うつ病相を呈し，いったん寛解したのち，29歳時に再び病相を発した。その後の経過は，一応の勤務が可能になる程度に

は改善するが，消長を繰り返し，3年以上たった現在でも，完全な回復にはいたっていない。抑うつ状態は，急性期において精神運動抑制や日内変動を伴い，いわゆる内因性うつ病の病像であるとしてしかるべきものである。健常時には高い能力および活動性を示すが，気分の高揚や不安定性はみられず，双極性の成分は目立たない。過食－嘔吐が頻繁になることもあるが，さして自我異和的なものではなく，またいわゆる人格障害的な特徴も認められない。現在の状態は，遠目にはlow gradeの抑うつとも呼べなくはないが，気分性がほとんど目立たず，「いったい，なんでこんなに体力がないのだろう」と半ばあっけらかんと表出される疲れやすさと，ほとんど実存的といってもよい「空虚感」が主体である。

　この症例を特徴づける一つは，近年の若い事例において稀ならずみられる，「気付きのよさ」である。これはいわゆるメランコリー親和型性格において遭遇するような，ワン・パターンの気遣いではない。こうした対他配慮と名づけられているものは，むしろ対人場面でstumpfとさえいえるようなステレオタイプを呈する。それとは対照的に，Jにおいては，他人への敏感さ，とりわけ「他人からどうみられるか」ということへの敏感さがみられる（ちなみにこれはAkiskal[2]がbipolar spectrumにおける特徴として定式化したinterpersonal hypersensitivityに相当するものと考えられるが，本例においてはbipolarityはみられない）。

　さらに特徴的なのは，発達史や仕事の場面で顕著に認められるように，他者へのきわめて過剰な同調性である。ただ，Jの場合，この同調性は，頻繁な転居や転校という要因も関与しているであろうが，その場かぎりのものである。そしてそのことに疲れ，またその空しさに気付いてしまっている。反面，古典的なうつ病親和者ではみられない「一人でいられる能力」を有している。実際，比較的長い休職期間中も，時間を持て余すようなことはなかったし，仕事が終わり一人になると，ほっとして自分自身に立ち返った。この転換の際に，しばしば過食－嘔吐が挿間された。しかし，いざ対人関係場面に入ると，わかってはいても過剰な同調性が発動してしまい，尽力的な振る舞いに身を委ねてしまうことになる。

　さらにこの症例で特徴的であるのは，高い知的レベルを背景にした，自己の

内面に対する，強い，そしてえぐるような内省である。これは旧来のうつ病臨床では例外的な所見であるかもしれない。そして，この内省が彼女自身に突き付けたもの，それがまさに，根本的に癒しがたい「空虚感」なのである。この，人間存在にとって根源的とでもいうべき次元，人がおよそ開けてはならぬパンドラの箱のごときもの，こうした病理をめぐって，以下に考察を加えようと思う。

III 所有の病理としてのうつ病

1. うつ病の対象関係

およそ人間というものにとって，存在と所有は二つの根本的な契機である。そのことは，たとえば，「存在＝ある」と「所有＝もつ」が，インド・ヨーロッパ語圏で，beとhave，seinとhaben，あるいはêtreとavoirが対をなすように，言語の代表的な二つのmodalityをなしていることにも容易に見て取れるだろう。両者は対照的なあり方を構成している。

しかし，存在と所有は単に対立したものでも，無関係なものでもない。それどころか両者は通底しているかもしれないのである。たとえば，鷲田清一[10]は，properという用語に着目し，それが「固有」，すなわち交換不可能な存在と，財産（property），すなわち交換可能な「所有」の双方を意味しうることによって，両者の微妙な関係を示している。鷲田自身はこのことについての解答を与えていないが，本論では精神病理学的観点から，その一端が明らかになるだろう。

こうした存在と所有の対比という観点からみるなら，うつ病は圧倒的に所有優位の様態であることは，さほどの論を俟つものではないだろう。むしろ，古典的な議論を大ざっぱにパラフレーズするなら，うつ病親和者は所有の契機が際立つ様態にあり，その発症には対象の喪失という契機がしばしば見出される。

こうした病理は古典的な事例においてとりわけ顕著である。たとえば，一時代前にしばしばみられた引越しうつ病を例にとってみよう。中年期の主婦が，夫の順調な社会的成功に裏付けられ，住み慣れた手狭な集合住宅から，郊外の

一軒家に転居する。しばらくして身体的不調や不眠が始まり，数カ月後には明白なうつ状態を呈して，精神科医の前に登場することになる。彼女は，一挙に，馴れ親しんだ空間を失ったのである。

だが，ここで彼女が正常の悲哀と袂を分かつのは，どういう事情によるものであろうか。それは，転居が単なる対象喪失ではないということである。住み慣れた集合住宅は，その隅々まで，彼女の丹精や心遣いが行き渡っていた「生きられた空間」だった。つまりは，彼女の分身であり，一部であったのである。

しかし彼女は何を失ったかわからず，茫然としている。別に何が不満というわけでもない。むしろ順風満帆にきていたのに，長年の願いであった一戸建てを購入できて嬉しいはずなのに，どうしてこんな状態になったのだろうかと，いぶかるのである。この否認の機制は徹底している。気付かないのもそのはずであり，失ったのはもはや「もの」ではなく，彼女の一部だからである。

それゆえ，かつての集合住宅は，もはや単なる彼女の所有に帰するものではない。のちにも述べるように，所有物とは，原則的に交換可能な様態にある。それに対して，集合住宅の住居空間は，交換不可能なかけがえのないものであり，彼女の手垢が染み付いた，まさに彼女の固有の空間なのである。所有を固有にまで高めること，所有に自分自身の存在が密かに，しかし分かちがたく忍び込んでいること，これがうつ病者の所有をめぐる様態の基本である。

ところで，先述したように，そもそも「所有」と「固有」はどこかで通底しているのであり，所有物が固有のものに転ずるのは，それほど稀なことではない。たとえば，私が祖父の形見として譲り受けた腕時計があるとしよう。年をふるごとに，その金属は光沢を失い，そのかわりに温かみのある曇りを帯びる。文字盤はいくらか黄ばみ，微妙な色合いをかもしだす。金属のエッジは滑らかになり，腕にはめたとき，柔らかな感触を与えるようになる。こうなると，時計は単なる所有物ではなくなる。けっして交換可能なものではない。

腕時計は，商品としては，もはや幾ばくの価値もない。しかし，私にとってはかけがえのないものである。なくしたからといって，買い換えればすむというものではない。もし本当になくしてしまったなら，悔やんでも悔やみきれないことになるだろう。

だが，それでもやはり，祖父の形見をなくしたからといって，私はうつ病に

はなるまい。多少湿っぽい表現だが，失われたものは，私の心の中で生きつづけていくだろう。そして腕時計をなくしたら，やはり不便だから，新しいものを購入するだろう。食うにも困ったら，些少の金にも替えるかもしれない。そうして私は喪失を乗り越えていく。

おそらく所有をめぐって正常の悲哀と病的な抑うつの分水嶺となるのは，次のような一連の過程であろう。第一に，うつ病者の所有しているものとは，所有していることすら気付かないものである。引越しうつ病の事例では，それはかつての住み慣れた集合住宅の空間であった。この空間はまさに空気のようなものである。それは，私がもつ「もの」のような手ごたえのあるものではない。むしろ自分を包み込む環境のようなものである。それゆえ自己にとって「対象」という身分のものではない。魚にとっての水のようなものであり，それゆえまさに，言葉の本義におけるエレメント（element）である。すでにみたように，それはまさに自分の一部である。

そして，所有と自己の関係がある意味で転倒されることになる。自己はもはや所有する主体ではなく，所有を通して与えられるものとなる。もっとも，うつ病の場合にかぎらず，いかなる自己もそれ自体で自足することはできない。所有なしではありえないのであり，それを必須の契機として要請する。というのも，所有は，自己が自己を映し出すために不可欠のものだからである。とはいえ，存在と所有の関係が，現実に転倒されるわけではない。あくまで主体が所有するという図式に，最終的には落ち着く。

うつ病親和者の場合には，自己はあまりにも環界に備給してしまっている。あたかも伸びきった兵站線のような布置のもとで，自己はきわめて貧困なものとなる。それゆえ，もし所有から存在へという回路が絶たれるならば，主体は発病の淵へと追いつめられることになるだろう。

この時点で，うつ病親和者の対象関係の特徴を以下にまとめておく。

① 対象関係は，所有優位である。
② 対象には，自己の一部が含み込まれている。
③ 所有しているという意識に乏しい。
④ 対象となるものは，自己を包み込む環界のようなものである。
⑤ 自己が所有するというより，所有が自己を与え返すというモメントが優

位である。

2. 原初の喪失

　所有を固有にまで高めること，そしてその所有が私の固有性を与え返してくれるというあり方，言い換えれば，自己の固有性を所有するものに託したあり方が，古典的なうつ病の発症に前駆して認められてきた。この構図がいったんできあがると，所有の喪失は自己にとって致命的な事態となる。

　うつ病の精神力動を特徴づけるのは，対象喪失における喪の作業がすまないことである。たとえばフロイトは，このことの背景に，自己愛的対象関係を認め，抑うつは自己の内的対象を破壊しつつ，外界の対象を攻撃しているとした。さらにうつ病者の罪悪感は，自己を責めるようにみえて，実は他者を非難しているものであるとさえ述べている。

　本来，所有を特徴づけるもの，所有を所有たらしめるもの，それは交換ができるということである。ということは，われわれは失いうる可能性のあるものしか所有することはできないということになる。さらにいうなら，所有物であると意識したとたん，そこにはすでに何かが失われているのである。すなわち，われわれはすでに失われたもの，あるいは一度剥奪されたものしか，所有することはできない。

　たとえば，空気であるとか，太陽の光といったものは，通常は所有の対象とはならない。少なくとも所有物であるという意識は希薄である。ところが，排気ガスによって空気が汚染されたり，高層ビルの建造によって陽射しが遮られたりすると，一転して，きれいな空気や日照に対する権利主張が始まる。あるいは，われわれは普段，自分の身体が交換可能なものであるとは思ってもみない。だが，臓器移植などによって，自分の一部が他人に提供でき，さらには売買可能なものにさえなると，にわかに身体も自分の所有物であるという気持ちにさせられる。そればかりか，人身売買は人類の歴史のごく早期から行われていたのではなかっただろうか。或るものが所有物であるか否かは，対象の種類や性質によるものではない。その対象の様態による。先に述べた「すでに失われたもの」であるとか，「一度剥奪されたもの」というのは，何も事実におい

て，喪失や剝奪が生起したということではない。端的に，交換可能であるというまなざしが入っているということである。そうしたしるしを帯びているということである。このように考えると，喪の作業とは，あらかじめ喪の作業が，少なくとも象徴的なレベルにおいて，すまされていることによって可能になる，というトートロジーに行きつくことになる。

　交換可能になるということ，それは単なる「もの」が，人間の象徴体系に入ることである。深閑とした森の木々が，チェーンソーによって切り出されるとき，樹木があたかも叫びをあげるかのように感じ，それをみるわれわれは，手を合わせるかもしれない。あるいは，そこいらにころがっている石くれが，希少な物質を含有していることがわかると，にわかに人間の欲望をかきたてるものとなる。希少な物質といっても，自然の側からみるなら，単に原子や中性子が結合したものに過ぎない。このように，所有の秩序に移行するということは，「もの」のもつ尊厳や崇高，あるいはむきだしの物質性が失われることであり，その代わりに，意味や価値の循環の中に入ることである。

　「もの」は所有の秩序に入ることによって，交換可能な標識を帯びる。とはいえ，なくなったらあっさりと別のものに取り換えてそれですむというわけではないだろう。失われたことに対する悲しみを耐えなければならない。失っても，悲哀の感情が引き起こされぬのなら，それはたとえ形式的あるいは法的に私に帰属していたとしても，体験のレベルで「もっていた」というには価しないのではないだろうか。

　ここで考えなければならないのは，そもそも交換可能といったとき，交換それ自体を可能にするものはいったい何だろうか，ということである。或るもの（X）が失われ，ほかのもの（Y）と取り換えたとき，目の前にあるYはXとまったく無関係なものではありえない。Yは，今はもう存在しないXの代わりであり，そこには両者を結びつける「何か」がなければならない。その「何か」とは，単に用途が同じであるとか，機能が変わらないとか，ということだけにはとどまらない。同じであることを，不在と現前を跨ぎ越して認めさせるもの，同じにとどまる「何か」がなければならない。

　この「何か」とは，「もの」が失われたときの「痕跡」にほかならない。象徴的な体系に突入するときに受けた衝撃の跡であり，「もの」の残滓とでもい

うべきものである。もっともわれわれは,「もの」自体を直接に知ることはない。「深閑とした森」にも,「そこいらにころがっている石くれ」にも,社会化したわれわれのまなざしはすでに差し挟まれている。そこに想定された無垢なる始原の様態がすでに失われてしまっていることに,あらためて気付くとき,このわれわれが立ち会わなかった,はたして起こったのか起こらなかったのかさえ定かでない,「原初の喪失」が喚起されるのである。

この「何か」は,原初の喪失を耐えぬいたしるしであり,交換そのものを可能にする。そして同時に,或るものが失われたとき,この新たな喪失を耐えさせるもの,喪の作業を可能にするものなのである。言い換えれば,喪の作業はこの原初の喪失を耐えぬいた「何か」をあらためて見出すことではないだろうか。

3. 欠如の否認

このように考えるとき,ひるがえって,病的な抑うつをもたらす対象関係とはどのようなものであるのか,このうつ病の精神病理の中核をなす問題を理解することは,もはやそれほど困難なことではないだろう。うつ病親和者の対象には,喪の作業を可能ならしめる「何か」が欠けているのである。

すでに述べたように,われわれの存在には,所有の契機が不可欠である。所有を通して,われわれは自分の存在(＝固有)を確認する。その核心をなすのが,喪失を耐えぬいてとどまりぬいた「何か」なのである。この「何か」とは,対象の実質をなすものではない。あるいはその属性でもない。それは,「原初の喪失」の痕跡であり,「欠如」の様態のもとにある。

対象を所有することによって,自己の固有性を確立するということ,これは対象に穿たれた欠如をそれとして認めることでもある。このようにして,われわれは対象からの分離が可能となるのである。それゆえ,欠如とは,対象が「もの」から象徴体系へと移行したしるしであると同時に,自己が原初的な対象関係から分離したという証でもある。つまり,象徴的な水準,精神分析的にいえば,エディプス的水準における対象関係が確立していることを物語っている。

それに対し,うつ病親和者では,この「欠如」が否認される。もう一度確認

しておこう。うつ病親和者では，所有優位の対象関係の中で，自己の確立がはかられる。そしてこの所有に過剰な備給が投入され，そのなじみある空間の中で，みずからの居場所を見出す。こうした中で，欠如は徹底的に否認されるのである。

　引越しうつ病とならんで古典的な発症様式である「昇進うつ病」について考えてみよう。患者は，昇進するまでのあいだ，いわば一兵卒として粉骨砕身し，しかし目立つことなくひっそりと，場合によっては滅私奉公的に勤める。それと見返りに，彼は会社あるいは部署という対象から庇護という反対給付を獲得する。この尽力と庇護のループが機能しているあいだ，彼は有能な社員として，信頼や評価を勝ち得て，よい適応を示す。ところが，そうした彼が，時期が来て昇進すると，この構図は一挙に潰える。彼を包み，そして庇護する空間は，いちどきに吹き飛んでしまうのである。

　この場合，特徴的であるのは，これほど明らかな喪失があるにもかかわらず，患者は何を失ったのかよくわからないことである。彼にとってみれば，会社という対象は，自分を庇護するものでありながら，まさに空気のような存在だったのである。つまり，あれほどまでに尽力しているにもかかわらず，努力して得られたものという意識はほとんどない。自分のしてきたことなど高が知れているし，勝ち得たものも空気のようにあたりまえで，ありきたりのものなのである。そればかりではない。空気なら失われてみればそれとわかるのだが，この場合，彼は何を失ったか徹底的に気付かないのである。

　ひるがえって，病前の適応において，患者と会社という対象のあいだには，ある意味で成熟した分離の意識がなかったのである。言い換えれば（幻想的）「一体感」[4]のもとにあったのである。つまり，対象における「欠如」が徹底的に否認されていたともいえるだろう。ただ，ここで母子の融合状態のような調和的イメージを思い浮かべるのは誤りである。何もしなくても与えてもらえるという気楽なものではない。この一体感は滅私的な尽力によって，絶えざる自己投入によって，幻想的に与えられていたのである。

　このように考えるなら，現象レベルにおいて対象との成熟した分離が確立していないようにみえる一方で，より根源的なレベル，あるいはメタサイコロジカルな水準では，うつ病親和者と対象とのあいだには，ある決定的な断絶があ

ることが想定される。ここでいう対象とは，母に代表される根源的対象であり，それゆえ，決定的な断絶とは対象希求における原初的な幻滅とでもいうべきものであろう。この二つの対象のレベルの差異は，心に留めておく必要がある。

　患者にとって会社という対象は，この原初的な幻滅を代償するものである。もっともこの新たな対象とのあいだに離隔が存在する。ただ異なるのは，患者はこの現実の対象に対しては，働きかけができるということである。働きかけられるがゆえに，少なくともそのあいだは，幻滅を否認することが可能となる。

　こうした代償的な対象関係が形成されるためには，対象とのあいだに至適な距離が保たれる必要がある。もちろん絶望的に断絶していては問題外であるが，かといって，容易に獲得されるものであってもならない。いやけっして獲得されてはならないのである。ちょうど尽力と庇護，備給と反対給付のループが形成されるくらいの離隔があることが不可欠であり，こうした構図の中で反復強迫的な適応が形成されるのである。

　さらにいうなら，このけっして獲得されてはならない，実現されてはならない対象は，見かけの対象，いわばルアー（疑似餌）のようなものである。彼らの形成する反復強迫は，強い自己愛的性格をもつ。自分自身で，みずからを包む空間を反復的に形成し，その中にみずからの所を得る。自分を滅却すると同時に，他者との個別的関係もきわめて疎である。その環界の中には自己もその一部として含み込まれており，さらにいえば，自分自身と区別がつかないのである。この空疎な自己愛的いとなみが一定の適応を勝ち得るのは，対象との離隔が存在することにほかならない。理想的対象の存在と，現実の努力目標が，彼らのいとなみを根源的な空虚から救い出していたのである。

　ここにおいて，もはや目標の達成，対象の獲得が，いかに決定的なモメントとなるか理解されよう。対象の獲得が，対象の喪失になるという，うつ病のもっともラディカルな逆説，ないしアイロニーがここにある。昇進した患者は，それまで代償され，覆われていた，根源的な断絶に直面するのである。ただ，直面するといっても，彼自身，幸か不幸か，それと意識することはない。抑うつは確かに病理的現象であるが，決定的な不在，欠如に対して，ぎりぎりの防衛として発動されるという側面がある。これがけっしてうがった見方でないことは，発動されたうつ病の大部分が，適切に導入された休息によって，数カ月

で回復すること，少なくとも最近までは回復していたことが物語っている。

　ここまでの議論をまとめておこう。所有とは，人間を構成する根本的な契機である。所有が成立するとき，その対象となるものは，どのような大切なものであっても，基本的に交換可能なものであり，すでに一度失われたしるしを担っている。この欠如のしるしは，交換を可能ならしめるものであり，また交換を通して同一にとどまるものである。それは「もの」から対象が切り出されてきた痕跡である。そして同時に，自己が，根源的対象から分離してきたことを示すものである。自己は十全な存在としてあるのではなく，どこかで根本的な喪失をこうむってきたのであり，所有はその証しである。こうして自己の固有性は，そのものとして与えられるのではなく，所有を通して，再獲得されるという契機をもつ。

　うつ病親和者においては，この所有という契機が肥大している。同時に所有に伴って果たされてしかるべき喪の作業がすまされていない。彼らの所有は，根源的な対象が失われていることを代償し，否認する。そして新たな対象とのあいだに尽力と庇護というループを形成し，その中で安定を得るのである。ただこの対象は，欠如の刻印を穿たれたものではない。喪失はやはり否認されている。またこの対象は，本来の対象ではなく，ある種のルアーである。自己はこの対象をめがけ，反復強迫的に自己投入するが，そこに描かれるのは，自己愛的な円環である。それは，自己を包み込み，自己の一部であるような環界を形成するのである。そしてこのループが破綻するとき，臨床的抑うつが発動する。かくして「古典的な」うつ病が発症するのである。

Ⅳ 存在することの苦悩

1. 所有の衰退，アウラの凋落

　前節では，古典的なうつ病の対象関係のあり方を，所有を鍵概念として考察した。もっとも，そこでは病理的側面をいささか強調しすぎたかもしれない。

それゆえ所有という契機がわれわれにとって不可欠なものであることを，再度確認しておく必要があるだろう。

　うつ病親和者の場合，たしかに所有の優位が突出したあり方を示すのだが，多くの事例では，中年のある時期まで，それはうまく機能していた。病前の適応は悪くないのである。そして，うつ病親和的なあり方をする人たちのすべてが発病するわけではないし，おそらくはごく一部が不幸にみまわれるのであろう。彼らの多くは，よき勤労者であり，あるいはよき家庭人であり，高い評価を得ていることも稀ではない。勤勉であること，秩序を遵守すること，他者への配慮を欠かさないこと，たとえばメランコリー親和型性格の示すこうした特徴は，むしろ社会に適応的なあり方としてみなされてきた。

　また，うつ病親和者の対象関係に関して，その自己愛的な側面を強調したが，これもまた一面の真実を示しているにすぎない。たしかに昇進うつ病や引越しうつ病では，自分を庇護する空間という形で，自己完結的な対象関係が形成された。だが，あくことなき反復と上昇志向，言い換えれば勤勉と工夫により，よい仕事がなされてきたことを忘れてはならないだろう。丹精こめた手仕事，精密な製品，確実な品質管理，高い信頼性，あるいは居心地のよい住まい，こうしたものは，うつ病親和者の自家薬籠中のものである。

　それゆえ，成功した場合，彼らは「かけがえのないもの」を作り出すのである。もちろん，すでにみたように，「かけがえのない」といっても絶対的なものではなく，生み出した対象は，突き詰めれば交換可能なものである。だが，高い価値をもつことには変わりはないのであり，このことの意義はけっして貶められるものではない。かけがえのないものが作り出されたとき，対象は，失われたはずの「もの」のもっていた残照を見出す。つまりは「もの」のもつ崇高さ，尊厳を回復するのである。ここで思い起こされるのは，ベンヤミンが『複製技術時代の芸術作品』において，オリジナルの芸術作品のもつ雰囲気を「アウラ」と呼んだことである。それはコピーには見出しがたいものである。

　　いったいアウラとは何か？　時間と空間が独特に縺れ合ってひとつになったものであって，どんなに近くにあってもはるかな，一回限りの現象である。ある夏の午後，ゆったりと憩いながら，地平に横たわる山脈なり，

憩うものに影を投げかけてくる木の枝なりを，目で追うこと——これが，その山脈なり枝なりのアウラを，呼吸することにほかならない[3]。

アウラを獲得するとき，人は所有を通して，自己の存在の起源（オリジン）に触れているのである。作品であれ，役割であれ，空間であれ，それら所有物は，かけがえのない存在感を帯びるようになる。こうした情緒に富んだ雰囲気は，スキゾフレニックな志向のもとにはあまり出会われるものではない。

ただ，こうした一連の論述は，どこかノスタルジックな響きをもっているようには感じられるのではないだろうか。あたかも，もはや失われた「古きよき時代」の話のように思われるのではないだろうか。アウラとは，生産優位の時代の名残である。それも大量生産，大量複製の時代より以前に遡るものである。おそらく往時はいたるところで出会われたものなのだろう。ベンヤミンが捉えたのは，まさに複製芸術の氾濫によって，アウラが凋落しつつある徴候だったのである。

そして今や，生産を通り越して，消費優位の世界が眼前に繰り広げられている。所有はいたるところに氾濫している。だが，次々に来ては去る商品に，われわれはかつてのような胸のときめくような思いをもはや感じることはできない。大量生産－大量消費のサイクルの中で，所有は爆発的な量的肥大をみたが，同時にそれに反比例するかのように，その価値は暴落した。かつてそれがみなぎらせていたアウラはほとんど感じることができない。対象から「もの」へと，言い換えれば存在の次元へといたる通路は見出しがたいものとなり，所有はわれわれの生きた実感を与え返すものではもはやないように思われる。所有というあり方は，明らかに失調しているのである。

現代において，多くの人々は，所有をある種の可処分権（disposability）であると思っているのではないだろうか。つまり自分が所有しているものに対しては何をしてもかまわない，どうしようとそれは所有している自分の勝手である，という考えである。そして交換可能性が突出し，あたりまえものとなる。ものはまさにディスポ製品（＜disposable）のごとく捨てられ，すげかえられ，そこには喪失に伴う痛みは感じられない。こうなると「もの」の尊厳なるものはもはや見出すことはできない。

こうして，いかにたくさんのものを所有しても，あるいは所有すればするほど，「もの」への通路は見出しがたいものとなる。そしてついに可処分権としての所有は，おのれの身体にまでをその対象とするようになった。たとえばそれは，耳朶にとどまることのない部位へのピアス，あるいは一般の子女における手軽な売春などに顕著にみられる。「自分の身体をどう扱おうと自分の勝手」というわけである。さらに病理的な現象としては，リストカットに代表される自傷，わが子に対する虐待の横行などがあげられるだろう。

自分自身の固有性にもっとも近いものであるはずの身体までもが，この肥大しかつ軽薄となった所有の対象となり，その不可侵であるはずの尊厳を脅かされている。多くの臨床家がこうした現象に手をこまねいている。「もの」だけでなく「言葉」もまたその価値を下落させ，彼ら彼女らに与え返すべき言葉を失うのである。実際，われわれの周りでは，次のような光景がしばしば繰り広げられているのではないだろうか。

医師：自分の体を傷つけないって約束してくれる？
患者：そんなの自分の勝手じゃん。
（山田敦朗：児童・青年期の患者. 古川壽亮, 神庭重信編：精神科診察診断学 エビデンスからナラティブへ. 医学書院, 2003.）

だが同時に，こうした身体への侵襲は，失われた「もの」の場所を見出すための絶望的な試みであると考えられる場合もある。たとえば，リストカットを繰り返す抑うつ症例では，しばしば生きている実感を得るために手首を切るというケースに遭遇する。固有なはずのおのれの身体を傷つけて，はじめて自分が存在しているのだという手ごたえを得るのである。ここには所有と固有が，身体の傷を契機としてようやく通路を見出すという痛ましさがある。

症例
19歳女性。ピアニストを志望して大学を受験したが，予期に反して失敗した。本人にしてみると，常日頃から周囲の評価も期待もきわめて高く，当然合格すると思っていたところであったのに，いわゆる滑り止めにしていたところまで

落ちて，がっくりした。その後，身体の不調が続き，メンタルクリニックや心療内科を受診したが，いずれも「軽くみられた」とのことで，やめてしまった。秋頃から抑うつ的となり，勉強や練習に意欲がわかず，また日内変動も顕著にみられた。母や祖母からはやる気がないと責められ，そのうちに自分の血を抜くという行為が始まった。ピアス針を用いて，ティッシュが3枚ほど真っ赤になるまで静脈から血を抜くことを繰り返した。さらにはカッターでリストカットを繰り返した。血を抜くことやリストカットは，「どうにも止められなくてやってしまう」のであり，やってしまったあと，激痛を感じて後悔するという。しばらくして，舌を貫通するピアスを装着するようになった。本人によると，「口の中に隠れているので，両親が見て心配することもないし，いつもピアスがあることが実感できるから」とのことであった。

　この事例は，自傷によってみえにくくなっているが，明らかな一揃いの抑うつ症候群があり，うつ病と診断して問題ない事例である。発症以前は安定した生活を送っており，屈折も示さず「父も母も好きです」と述べ，境界例などのパーソナリティ障害は考えにくい。期待に応えようとしてきたこと，いったん「できる子」「よい子」でなくなると，支持を失ったと強く感じ，自己価値の激しい下落を招くこと，こうした心理特性は，近年の若年うつ病にしばしば認められる。彼女は有能なピアニストという対象を喪失したとたんに，自己喪失に陥り，その後発病した。自傷の痛みによって生きている実感を得るケースとは若干異なって，自傷という行為そのものが自己確認となっており，そして舌に埋め込まれたピアスをそのよすがとしている。

　所有の衰微は，抑うつの現れにきわめて大きな変化を与えた。近年の若年事例では，古典的な抑うつ状態を把握することはしばしば困難で，治療の恩恵に浴さない事例や，正確な診断を与えられず，漫然とした治療が続けられている事例を輩出している。また，それがさらに自傷に拍車をかけるという痛ましいケースも稀ではない。このように振り返るとき，所有のもつ機能の低下は，精神科医のうつ病に対する認識に，決定的な変更を迫るものであるかもしれない。

2. 存在の病理へ向けて

　先に指摘したように，存在（＝固有）と所有はどこかで通底している。そして，従来は所有の中に，対象を「もの」へと高める契機があり，それゆえ所有を通して存在することの実感を得ることが可能な状況にあった。しかし，今はもはやその所有が失調している。

　ところで，ここまでは所有から存在へといたる道を示してきたが，メタサイコロジカルな観点，とりわけ発達論からみると，人間のあり方は，つねに存在から所有へという方向性をもっている。たとえば新宮[6]は，存在とは「母のペニスであること」であり，所有とは，そのことを諦め，「ペニスをもつこと」へと移行することであるという。こうした発達論的構図は，うつ病者の病理を理解する上で，きわめて重要である。

　ここで押さえておくことは二つある。一つは，存在と所有のあいだには，決定的な「断絶」があるということである。この断絶は「幻滅」と言い換えてもよいかもしれない。精神分析ではここに去勢を見出すだろう。いずれにせよ，幻滅は象徴化されなければならないのである。子どもは，母が父を欲望することを認め，欠けている場所に自分をはめ込むことを断念しなければならない。そして父のようになろうという同一化の道を選択するのである。もっと現実的なレベルでは，存在から所有への移り行きは，社会化のプロセスにほかならない。子どもは，いつまでも子どもであることだけで容認されるのではなく，いつかは社会の中の一員にならなければならない。この際，所有の契機として決定的な重要性を担うのが「役割」である。

　二つ目は，「最初の存在」という契機は，多かれ少なかれ，幻想的な性格をもつということである。最初に「母のペニスである」段階が実際にあり，しかるのちにそれを断念するというのは，歴史的な事実関係を述べているわけではない。母との幻想的な一体化は，むしろ失われてみてはじめてわかるものであり，さらにいえば，けっして実際に生起したことではないかもしれないのである。つまり，われわれが社会化してはじめて，幻想として析出するものなのである。

　しかし，だからといって，原初の存在というものが荒唐無稽なでっち上げに

すぎないというわけではない。それはわれわれの中に存在への郷愁の痕跡として見出されるだろう。あるいは高い理想のようなものとして，自己を統制する原理となっているかもしれない。さらには陶酔や酩酊によって，一時，幻想的な一体化に浸ることもあるだろう。

ひるがえって，古典的なうつ病者の所有優位のあり方を捉え直すなら，それは彼らの存在にかかわる何ごとかが根底に横たわっていることを示唆している。それが何であるかはさておくとしても，彼らはみずからが抱える存在の問題を，所有や役割への過剰な同一化によって，代償してきたのではないだろうか。あるいは所有の過剰によって，存在へといたろうと試みてきたのではないだろうか。

だが，所有が凋落したことはすでにみた。それゆえ，近年の事例はこの「存在にかかわる何ごとか」がどのようなものであるのか，それをどこかで示している。

症例

28歳女性。伝統的な家業を営む良家で生育した。大学時代は運動部の主将を務めるなど，活発で人望のある性格だった。ファッション関係の仕事を志望したが，親の勧めに従って，縁故で商事会社に一般職として勤務した。2年後，スキーを生業としたいと，親の反対を押し切って，アルバイトをしながらインストラクターを目指した。かなりハードなスケジュールをこなし，若い女性には汚れ仕事と思われることも回避せず，1年後，ライセンスを取得した。だが，その頃より身体のだるさや不眠が出没するようになった。半年後，実家の近くの精神科クリニックを受診し，うつ病と診断され，薬物療法を受けるようになった。ある日，本人が家の近くの薬局に処方箋をもっていこうとしたところ，母が，「近所の目があるから少し離れた薬局に行くように」と勧めた。その夜，「家族は自分のことより世間体が大切なのだ」と興奮し，過量服薬し，救急外来に搬送され，そのまま精神科病院に入院となった。

この症例は，病前の適応レベルは相当高いのであるが，発病後，過量服薬による自傷を行い，その後2年以上経過しているが，十分な回復にいたっていな

い。リストカットも何度か行われた。本例では，あきらかに就職をめぐる問題，つまりは単に子どもであること（存在）から，社会的役割を担うこと（所有）への移行が発病に直結している。彼女はいったん親の意向を受け入れたのだが，その2年後，決然と自分の望みをかなえようと，自己決定したかのようにみえる。そして実際，良家の子女にはいささか過酷と思われる苦難を乗り越え，ライセンスの取得に成功した。しかし，皮肉なことに，目的を達成した直後から，うつ病の発症をみた。このあたりは，「成功後のストーリーをもたない」といわれるうつ病者らしい。ただ，従来のケースでは，この先相当の年月，キャリアをつんだ末に目標喪失に陥るというパターンをとることが多いのだが，この事例では早々につまずいている。

この症例は次の二つのことを物語っているように思われる。一つは，彼女にとってみれば，インストラクターという役割は，社会化した自己へと転轍するには十分な機能を果たしえていないことである。これは近年のヤングアダルトのうつ病事例の一つの特徴であり，役割自己が存在の脆弱さを代償するものたりえていないのである。第二に，そこで露呈されるのは，親は自分を受け入れてくれるに違いないという甘さである。反対を押し切って自分の意思を通したにもかかわらず，親はそれを認めてくれるだろうという思い込みがある。それどころか，これはあまりにも当然すぎることであり，それゆえ単なる期待はずれにとどまらず，それを通り越して，抑うつにいたったのである。そしてそのとき，彼女自身何を失ったかわからない。より正確にいうなら，彼女が期待していたものは，そもそも最初からなかったのだ，ということがわからない。それも，何がなかったのかさえ，わからないのである。これが従来よりいわれている，うつ病者の心性である。

その一方，この症例では，「私より世間体が大切」という親への非難の中に，従前の中年症例にはない気付きのよさが示されている。すなわち彼女は，自分を存在として十分に受け止めてもらっていないということを表明しているのである。もちろんそれは，彼女の現実認識の甘さの現れでもある。だが他方，彼女はよい子でいるかぎりにおいてしか認めてもらえなかったのである（この親の認知は，子の中に，善と悪の葛藤として移植されるだろう）。よく考えてみれば，よい子でいるかぎり，親の言うこと聞くかぎり，認めるということは，

何も認めないこととほとんど違いはないのではないだろうか。少なくとも、存在を無条件で受け入れることとは決定的に異なる。彼女自身は自覚していないが、「私より世間体が大切」というありふれた言葉の中に、無条件に肯定されることへの渇望が表明されている。ある意味で、彼女はうつ病になってはじめてそれを言うことができたといえるだろう。しかしその表出は、過量服薬にみられるように、けっして受け入れられない形をとっている。ここにうつ病をめぐるアイロニー、あるいは悲劇の一つの形がある。

所有が衰退し、そして役割が強い統制原理とならなくなったとき、うつ病はもはやその古典的な型どおりの現れをやめ、より存在の次元に近い病理を呈するようになったのではないだろうか。

V 存在の耐えがたき空虚—再び症例に戻って

所有がその機能を衰退させるとき、うつ病は「存在」そのものにかかわる病理となる。そしてその中心となる病理概念がまさに「空虚感」なのである。

Jの病理に戻ろう。彼女には、もはや古典的となったメランコリー親和型性格の形成はみられない。その一方、うつ病親和者の根底にひそむ共通項としての同調性は、性格防衛への転化がないだけに、むしろ顕著に現れる。

たとえば、朝起きたとき、Jは到底仕事に行けないと感じる。そこには抑うつ症状が根底にあるのだが、前景に立つのは漠たる不安、あるいは鮮明な恐怖である。しかし気力をふりしぼって何とか会社にたどり着き、社屋に入る。そうすると、とたんにスイッチが切り替わったかのように、Jはむしろはつらつと働き始めるのである。発病した後は、以前ほど闊達ではないものの、それでもめまぐるしく気配りを働かせ、そうしているときには、それなりの充実感があるという。実際、会社に来ると安心するのだと明言する。

だが、状態が思わしくなく、会社を休んでしまうこともある。そうするとやはり「罪悪感」に襲われる。だが、それは型どおりのもので終わらない。まずは、何もせずもったいなかったと思う。それにとどまらず、無意味だったと感じる。会社に行くのはつらいが、働くことによって意味があるとまだしも思え

る。だが，何もしない自分には意味が見出せないという。ここには，仕事をしないことへの罪悪感や，何もしないことの無意味さに覆われながらも，存在することの根源的な空虚が見え隠れしている。

　健康なときのJの働きぶりは，文字どおり獅子奮迅のごときものであった。周囲の者はおしなべてそう評価する。J自身もそうした働きの中に，ある種の充足，あるいは熱中を感じていた。だが，この過剰適応は最終的には成功にいたらなかった。巨視的にみるなら，それはすでに指摘したように，社会的役割が彼女の存在における何らかの不全を代償し，そして人格のあり方を方向づけるほどの，強力な契機となりえなかったということになるだろう。J自身は「自分は大義がないとやっていけない」という。ただ，筆者[7]が以前に指摘したように，「大きな物語」の没落したポストモダン社会では，自分の生に意義を与える大義なるものを得ることは容易なことではない。女性にとって，かつては結婚が「大きな物語」の機能を果たしたのだが，Jは，「結婚式願望はあっても，その後の生活については夢がなくなった」と明言する。

　一方，微視的には，過敏な同調性がJの障壁となっていることが見て取れるだろう。これはメランコリー型における，ステレオタイプな対他配慮とは対蹠をなす。Jは自分自身認めるように，最初の適応はよい。すぐに相手に合わせることができる。ところが，だんだん慣れていくというのとまったく反対に，彼女はなじむにしたがって，かえってつらくなるのである。人の考えや気持ちが読めてしまい，逐一気を遣うようになる。ちょっとしたことをするにも，どのように受け取られるか心配し始める。組織にいると，その相関図がまたたくまに頭の中に描かれる。そしていつのまにか愚痴の聞き役，噂の聞き役となってしまうのである。

　ここでうつ病親和者の共通項として，同調性とともに見逃してならないのが，すでに指摘したように，やはり「強迫性」である。実はこの強迫性こそが，メランコリー型性格の形成にあたって，存在から所有への転換に決定的な役割を演じていたのである。つまり，「ただある」ことから，「何かをなす」ことへの転成である。そこでうつ病親和者は，強迫的なコントロールの機制により，受動から能動へと転換する契機を見出す。そして，存在することの不全，「ただあること」に安らえないことを，過剰に代償するのである。コントロールして

いることの万能，これこそがメランコリー型に少なくとも一定の期間の適応を与えるものであった．

　Ｊのような症例でも，強迫性はみられる．というより，むしろ顕著である．ただ，メランコリー型と決定的に異なるのは，対人場面における現れ方である．メランコリー型が，おしなべて一定の，ステレオタイプともいうべき対人関係を結ぶのに対し，Ｊはそれぞれの相手に対して逐次個別的にかかわっていく．ある意味では，他人を尊重したやり方だが，その場その場の対応に追われ，息つくひまもなくなる．それが昂じると，他人に振り回され，自分というものが空っぽになってしまう．実際，Ｊは健康なときにも，家に帰るとどっと疲れ，食べ吐きを行うことによって，ようやく自分を取り戻していた．やはりＪも身体を通して存在の実感を回復しようとしていたのである．彼女の「一人でいられる能力」は高いのだが，その一人でいられる自分と，他人に徹底的に合わせてしまう自分とは，どうにもつながらないのである．

　一方，メランコリー型では，強迫性は性格防衛となり，コントロールすることの万能に加えて，自己本位を与えるものとなる．その代わり，代償として何かが失われる．それはきめの細かな対人配慮であるかもしれぬし，さらには個性というものであるかもしれない．

　Ｊは，自分は社会ではやっていけないのではないかと繰り返し述べた．彼女の普段の高い能力にそぐわない発言であり，当初は抑うつの現れなのであろうと治療者は受け止めていた．もちろんこれは医学的には妥当な把握なのだろう．だが病理の理解が深まるにつれて，そこにはＪ自身が，何か自分の中にある根本的欠損のようなものを探り当てているようなふしが感じられるようになっていったのである．

　実際，Ｊの対人場面での苦悩は，容易に「存在することの空虚」へと通底した．あるとき，Ｊは宴席で先輩諸氏にお酌をしなかったことを，同僚の女性に咎められた．Ｊにしてみれば，したほうがよいと思いつつも，人によって，お酌をしてよい人，されるのをいやがる人があり，またお酌をするにしても，コップが空にならないといやがる人もおり，そう考え始めると，どう振る舞ってよいかわからなくなるのであった．診察でそのことを報告した後，Ｊは，「自分はやはり社会に適応できない人間ではないか」と言い，さらには「存在してい

るだけで，あーだ，こーだと言われる」と吐き捨てた後，めずらしく落涙した。酌ひとつのことで，かように気を回し，行き詰まり，そして批判されると「社会でやっていけない」になってしまう。さらにそれは，ただ存在しているだけでは許されないことに通じるのである。そして役割がかつてのような機能を果たしえないとき，一見些細にみえる批判や叱責が，自分の存在そのものが否定されるほどにこたえるのである。

　うつ病者にとって，何もしない自分は，即，役立たずとなる。ただJの場合，それは罪悪感をもたらすだけでなく，存在することの空しさにいたる危険な通路が開いている。

　　「私がいようといまいと，会社は回っています」

　このJの言葉は，かつての中年期のうつ病者には禁句であった。彼らは「申し訳ない」と言いつつも，どこかで自分は許されているのではないかと期待している。「必要とされていない」と言いながら，どこかで必要とされていると思っているふしがあった。こうして病のさなかに何とか救いを見出すことができたのである。すでに筆者[9]が示したように，罪悪感という古典的うつ病の病理は，もちろん痛ましい転帰へと導く可能性をはらむのだが，他方でさまざまな効用をもつ。それに対し，Jはその罪悪感の彼岸へと容易に超え出るのであり，そこで存在の空虚に立ち会うのである。

　　「必要といってくれるが，必然ではありません。私の代わりはいくらでもいます」

　もはや説明するまでもなく，必要とは所有の論理であり，必然とは存在のそれである。彼女はもはや必要とされることに疲れている。すなわち，所有の失効宣言をしているのである。

　そして凋落した所有のもとで，自己の存在が剥き出してしまう。しかもその存在は空虚なのである。おそらく，Jにおいて欠けていたもの，それは自己の存在を無条件に肯定されるという，単純だが得がたいものであろう。頼りたいと

思いつつ，気が付いたら頼られていたという異性への関係は，親に対して甘えたいという欲求をもちながらも，それをいつしか断念したこと，そして「甘える」のでなく「甘えさせる」という対象関係を作り上げてきたことを物語っている。すでに述べたように，よい子であるかぎりにおいて受け入れるということは，何も受け入れないということと等価である。受け入れることとは，よい子であろうと，悪い子であろうと，無条件で肯定することでなければならないからである。

　もちろん，無条件の肯定なるものは，簡単にいうほど容易なものではない。日常の関係の中では不可能であるかもしれない。それは何でもかでもよしとすることではない。そして親にとっての子とは，多かれ少なかれ所有の対象である。それゆえ，問題は所有の質である。すでに指摘したように，われわれは所有を通して，対象をかけがえのない「もの」へと転化することが可能だったのではないだろうか。そして対象を尊厳へ，崇高へともたらしたのである。あるいは属性が入れ替わろうと，善いときも悪いときも，変わらない「何ものか」をそこに見出すことができたのである。こうして，「もつこと」は「あらしめること」へ転成する。これこそ，われわれが親から与えられる至高のものであろう。

　「私の代わりはいくらでもいます」。この言葉の中に，われわれは所有へと頽落した存在と同時に，アウラを失った貧寒な所有を見出す。Jの求めたこと，それはただ存在して足ることであり，また同時に，所有を通して一回性，オリジナルへと回帰することではなかったのだろうか。

　1970年代の終わりに，足立[1]はその詩的ともいえる論考の中で，うつ病者の「失われた哀しみの場所」を描き出した。それは，うつ病の存在をめぐる病理が，近い将来，前面に噴出することを予兆するものであったのかもしれない。それはアウラの凋落と同期する。夏の午後，ゆったりと憩いながら，地平に横たわる山並み，影を投げかける木の枝なりを目で追うこと，こうしたアウラをわれわれは失いつつあるのだろう。

　人が社会の中に進み出るとき，原初の存在はすでに失われたものとして見出される。加藤[5]は，およそ人間が言語世界に住む以上，主体の核となるであろ

う「もの」の喪失を構造的に余儀なくされるとし，それを構造的メランコリーと命名した。ただ本論が示したように，この避けることのできない喪失は事後的なものであり，「もの」とは，すでに失われたもの，さらにいえば「最初から失われたもの」というパラドキシカルな様態にあることを忘れてはならないだろう。

この根源的喪失が耐え抜かれるとき，存在は「あったはずのもの」として再興されるだろう。それはわれわれの存在の核をなす。うつ病者は，この水準において何らかの不全を根源的病理としてもつのだろう。それをメランコリー型では所有で代償する。それゆえ，たとえ後年喪失にみまわれ，発症にいたっても，病理はあくまで所有の次元にとどまる。そして何を失ったかわからぬまま，取り返しがつかぬと慨嘆し，自分を罪深いものとする。メタサイコロジカルにみれば，彼らは「なくした」と言いつつ，「かつてはあった」という形で，密かに対象を取り戻そうとしている。そして病理が存在の次元にいたることは稀である。

だが，昨今のうつ病者に，こうした救いがもはや残されているかどうかは心もとない。むしろ彼ら彼女らにおいて，この根源的喪失はその相貌を剥き出しにし，そして耐えがたい空虚がつきまとうのである。こうしていつのまにかうつ病は，medicalな対象から，受け止めるべき存在へと変貌を遂げつつあるのかもしれない。

❏文　　献

1) 足立博：躁うつ病の精神療法−失われた悲しみの場所．飯田真編：躁うつ病の精神病理, 3. 弘文堂, 東京, 1979.
2) Akiskal, H.: Comorbidity and the dark side of temperament. World Psychiatric Association: Current Opinion in Psychiatry, 12, suppl 1 (XI World Congress of Psychiatry Hamburg, Abstract Book Volume 1); 133, 1999.
3) Benjamin, W.: Das Kunstwerk im Zeitalter seiner technischen Reproduzierbarkeit. Abhandlungen, Gesammelte Schriften, Band I-2; 431-469, Surkamp, 1974. (野村修訳：複製技術時代の芸術作品．ボードレール他五篇 ベンヤミンの仕事2. 岩波文庫, 東京, 1994.)

4) 土居健郎：うつ病の精神力学．精神医学, 8; 978-983, 1966.
 5) 加藤敏：構造論的精神病理学．弘文堂, 東京, 1995.
 6) 新宮一成：所有の病理．京都大学大学院人間・環境学科紀要『人間存在論』, 3. 1997.
 7) 内海健：ポストモダンとBipolar Spectrum．臨床精神医学, 31; 638-647, 2002.
 8) 内海健：「分裂病」の消滅－精神病理学を超えて．青土社, 東京, 2003.
 9) 内海健：治療戦略の構築－精神療法による介入．新世紀の精神科治療　気分障害の診療学．中山書店, 東京, 近刊.
10) 鷲田清一：所有と固有－proprieteという概念をめぐって．大庭健, 鷲田清一編：所有のエチカ．叢書＝倫理学のフロンティア, Ⅲ．ナカニシヤ出版, 京都, p.4-41, 2000.

回復論の視点からみたうつ病治療

八木 剛平

I はじめに

　うつ病の治療をめぐる20世紀末から21世紀にかけての動向をみると，啓蒙運動の活発化とともに，治療ガイドライン・薬物アルゴリズムの作成などが製薬資本の援助で行われている結果，薬物偏重の傾向が強まって，「治療で治す病気」「薬で治す病気」のような様相を呈している。この論文の目的は，自然現象としてのうつ病とその回復に立ち戻って，治療のあり方を検討しなおすことである。

II うつ病経験者の手記から学ぶこと

　最近の十数年間に，躁うつ病者やうつ病者によって多くの手記が出版された。著者の多くは人生の前半に発病しており，1名は子宮癌全摘術後の発病[60]，少なくとも3名は双極性うつ病[39,65,90]（うち1名はアルコール依存症を合併）[65]，もう1名はコタール症候群に陥った精神病性うつ病[51]である。しかし著者らのう

つ病期の臨床像は，日常診療で出会う典型的な単極性「うつ病」やうつ状態と基本的には異なるところがなく，現在の診断基準（ICD-10）の「うつ病エピソード」とも矛盾しない。本稿の目的は，これまでの膨大な精神病理学的知見をあえて離れて，彼らの手記の中に現代のうつ病の定説に対する批判を読みとることである。

1. うつ病者の疾病認識と「底力」

まず指摘しておきたいのは，手記の著者らがいずれも高学歴で知的職業に従事し，内省の能力に秀でた人たちであるにもかかわらず，大部分がうつ病と診断されるまでに数カ月以上を要していることである。それはこの病気が，漠然たる不安や違和感，心身の不健康感や不調和感などの非特異的な症状で始まるためであって，必ずしもうつ病に関する知識の不足によるものではなさそうである。「うつ病になった精神科医」[38]や「精神医学や薬学の本をよく読んでいた」作家[65]が自己診断して治療を求めたのは，希死念慮や気力喪失が出現して臨床像が完成した時点であった。

これに加えて，誰よりも精神医学に通暁しているはずの2人の専門家[39,51]が，治療の効果を感じるまで自己の病名を認めなかったことが注目される。ひとりは「不安やパニックが病気の前面に出ていたため」であった（文献51, p.193）。もうひとりは後でそれを振り返ってみても，「その否認と無知はどうにも不可解」（文献39, p.64）だと言う。これは，病気に関する専門的知識も，それが自分の身に起こった際の正しい認識を保証しないことを示唆している。また米国では，「いくら情報が氾濫していても，この病気が恥であることに変りはない」という（文献100, p.15）。筆者はうつ病の啓蒙活動の必要性を否定するつもりはないが，うつ病に関する知識の普及がそのまま早期発見・早期治療・偏見是正に直結すると考えるのは楽観的に過ぎると思う。

次に，著者の大部分が自殺を計画し，その過半数がそれを実行した，文字通り死からの「生還者」であることを特記すべきである。うつ病の啓蒙運動においてしばしば用いられる「心の風邪」という表現は，誰でもひきやすく治りやすいことを強調するあまり，うつ病者が体験する苦痛と死の危険を不当に軽視

していると思われる。うつ病を理解しやすくするために身体の病気を例にとるのであれば，この病気になった精神科医がいみじくも述べているように，ひとつ間違えば命とりになるという意味で「心の肺炎」（文献38, p.135）がふさわしい。そして彼らが死線をさまよいながらの悪戦苦闘の末に（約半数はまだそのさ中にあって）手記を執筆し，出版を決断したことは，(躁)うつ病の「底力」（文献103, p.201）を感じさせるに充分である。

2. 自殺をめぐる自動思考・自問自答と他者の役割

　うつ病期の特徴のひとつは悲観的内容の「自動思考」（ある状況で，ある種の感情と一緒に瞬間的に浮かんでくる考えやイメージ）（文献6, p.121）と，それを中心に展開する「自問自答」（心の中の会話）（文献6, p.40）である。自動思考と自問自答それ自体は精神病理現象ではないが，うつ病期の自動思考は自殺願望（自殺衝動）として突発的な自殺企画を招く（文献90, p.320）。2人の自殺未遂者は「このときの自殺にいたる心理が，自分でも分からない」（文献90, p.152），「ふと身体が死を求める瞬間がある」「ぼくは，何も考えていなかった」（文献101, p.9）と回想している。他方で，悲観的な自動思考を出発点とする自問自答は，自己否定から希死念慮へ，さらに自殺計画へと進展する[39,65,75]。「すべての答は"死"だった」（文献38, p.86）。

　しかし，これに対抗して自殺を制止する自問自答や自動思考（他者のイメージ）が出現する。精神科医のひとりは「生きたいとは思わなかったが，死ぬこともできない」と考えた。コタール症候群の中で「すでに死んでいたからだ」（文献51, p.172）。そのかわり，突然「自分に不治の傷をつけよう」という自分では理解できない衝動が起こった，という（文献51, p.99）。もうひとりは「わずかに残っている精神科医としての自分が『これは症状だ。早まるな』と何度も自分自身に警告を発した。だからなんとか死なずにすんだ」（文献38, p.104）。また「高い所から落ち，飛び散ったわたしを家族が確認しなくてはならないと考えること」（文献39, p.128）や，「妻と3人の子供たちと両親の顔が（中略）眼前に浮んだ」と同時に「『自殺は愚か者の結論なり』の（他者の）言葉が頭をよぎった」（文献74, p.18）ことで，自殺計画の実行を思いとどまった著者もい

もうひとつは対人関係における他者への期待と失望の反復である。これがうつ病期の疎外感や孤立感を強め，自己否定的な内容の自動思考と自問自答に拍車をかける。医療関係者にはすでに周知の事実であるが，常識的な善意や好意の言葉は増悪因子である。「『がんばって！』といわれると，袋小路に追いつめられた状態になった」，むしろ「非情の情」の方が救いになる（文献74，p.27）。そして危機的状況にあっては，他者による直接の介入が救命的な役割を果す。「『やめろ！』飛び込んで来た彼が言った」（文献39，p.125）。「母は直感でただならぬものを感じたようだ。（著者が首を吊ろうとした）納屋に飛んできた」（文献101，p.9）。自殺の実行を「くい止めてくれたのは，彼女の一本の電話だった」（文献38，p.108），「彼女の声を聞いた瞬間『助かった』と思った。にわかに生への希求がほとばしってきた」（文献65，p.82）。

　このように，自殺衝動や自殺計画という精神病理の極限においても（あるいはそれだからこそ），それに拮抗する自動思考・自問自答や他者の存在・言葉が出現しうる。いいかえればうつ病期の心理とは，死と生に向かう2方向の運動が不規則に「振動」している状態であり，他者の存在と介入はその振幅をいずれかの方向に増幅するようである。またこのことは，自殺の問題に限らず，病期を通じて認知行動面と対人関係面で絶えず自己治療的努力が行われていることを示唆している。

3. うつ病からの回復契機と治療体験

　手記の著者らが治療を受けるにいたった経緯はさまざまである。心身の不調が始まって間もなく自分で精神科を受診した場合もあるが[38,52,65,90]，友人のすすめで精神分析医を訪れた女性もあり[60]，自殺未遂による入院がきっかけで治療が始まった場合もある（文献101，p.74）。診断がつかないまま数カ月かそれ以上も内科的検査を繰り返した末に，ようやくうつ病の治療が開始された例もある[33,51]。いずれにせよ，手記が書かれた時点で，6名は回復したが，5名はなお闘病中である（うち3名は双極性うつ病と思われる）。

（1）医者と他者

うつ病相からほぼ回復したとみられる6名の著者について，回復の契機や状況を抽出してみると，まず危機的状況においては医者が大きな比重を占める。それは自己流の悪戦苦闘に続く求助活動の結果として現れ，著者の大部分はその出会いが回復や安定化の契機となったことに謝意を示している。

しかし「うつ病女性」のひとりが「現代医学の力を期待して訪れた1番目から7番目の医師のもとで味わった」のは，「病者の願いという面から考えてみると，ひどい経験であった」（文献33, p.xi）。別のうつ病女性[60]は，精神分析医による心理療法の初期に不安と混乱に陥る。この女性に回復をもたらした治療的要因は，精神分析医の意図とは別に，面接中の認知行動的・対人関係的要素であったようにみえる。また男性の作家が「うつで医者にかかったとき，まず最初に言われた」言葉からは「安心感なんか生まれようもなかった。」（文献65, p.147）。

これに加えて，医者以外の他者の援助が良かれ悪しかれ重要な役割を演じている。親と配偶者を初めとする家族や恋愛関係にある異性は，最終的には最大の援助者であると認識されるが，うつ病相の経過中にはさまざまな葛藤が生じていた。これに対して，どちらかというと中立的な立場にある牧師[90]・友人[38,60]・家政婦[52]が助言・相談・介護などを通じて，危機的状況からの脱出や不安の軽減に非医療面から大きく関与しているのが印象的であり，ここに対人関係療法の治療的基盤をみることができる。ただしうつ病における対人関係の病因的役割（文献52, p.4）に対しては，「他人とのつき合いにどういう問題があろうと，それは症状であって原因ではない」という反論がある（文献100, p.237）。

（2）入　　　院

著者の過半数が余儀なくされた入院については，それが「決まって私はほっとした」「これでいっさいの義務，責任から解放される」（文献90, p.61），「もう何も考えなくていいんだと思えるだけで，だいぶ気持ちが楽になる」（文献52, p.152），「やわらかに閉ざされた空間は，うつ病者に安心感を与える」（文献101, p.43），「犯罪者と患者だけに与えられる隔離という措置は」「安心感をもたらす」

(文献65, p.85) など，たしかに入院は精神安定効果，とくに抗不安効果をもつ．

さらに「自分はうつ病というまぎれもない病気だという，ごく初歩的な事実をまじめに認識し」「他人とのほんのささやかな結びつき」を発見した女性の感想 (文献100, p.203)，「落ちるところまで落ちたという感じ」から，「どん底を意識して無力を悟り，すべてを放棄した」ことが回復の契機になった場合 (文献52, p.151) や「ゆかいな入院仲間たち」(文献65, p.85) からは，入院が認知・対人関係療法的効果さえもたらしたことが読み取れる．だたし閉鎖病棟への入院は，躁うつ病者のひとりを「私はぞうっとした．しまった，入院するんじゃなかった」(文献90, p.64) と後悔させ，精神病性うつ病においては「地獄に堕る」体験へと加工された (文献51, p.129)．

(3) 服　　薬

手記の中で薬に関する部分は少ないが，3人の著者は，8番目の医師による抗うつ薬の処方と対話形式の精神療法の開始から約1カ月後 (文献33, p.167)，入院と抗うつ薬の服用後 (文献51, p.188)，抗うつ薬服用の5日後 (文献38, p.118) にそれぞれ病状の改善を自覚している．とくにまだ闘病中の躁うつ病者は「薬 (リチウム) だけが (中略) 病気を扱う唯一妥当な方法」(文献39, p.4)，「恐ろしいほどよく効く薬」(文献99, p.221)，「論よりクスリ」(文献65, p.58) など薬の効用を認めている．

ただ双極Ⅱ型と考えられる著者 (文献99, p.120) や躁うつ病者 (文献99, p.48) が薬 (抗うつ薬，精神刺激薬) や酒の効用を，気分の高揚 (抑うつの逆転) と感じているのに対して，単極性うつ病者は抗うつ病薬の初期効果を不安および身体的不調の緩和と感じており (文献33, p.167；38, p.118；51, p.188)，飲酒の目的も不安・興奮の鎮静にある (文献101, p.80)．これは抗うつ薬の効果が休養や安静とは逆の方向，つまり心身の活性化[2]にあるという通説に対する反証であって，もし抗うつ薬の基本的な臨床特性が，不安を中心とする「不快な情動の調整」にあるとすれば，抗うつ薬の効果がうつ病圏から不安障害圏 (パニック・全般性不安・恐怖・強迫障害) や慢性疼痛にまで及んでいるという事実を統一的に理解できる．

このような視点から，入院を初めとする環境の変化や主治医・医療関係者を

含む他者との信頼関係の始まりがもたらす初期効果を見直してみると，うつ病期に「入院と決まって私はほっとした」(文献90, p.61) という躁うつ病者の感想や，精神分析医との初対面における女性うつ病者の「言い表しようのない安堵感」(文献60, p.73) などは抗うつ薬による「からだ全体がほっと一息ついたような感じ」(文献33, p.168) や「脳に静寂の瞬間が訪れた」(文献100, p.253) などの体験に一脈通じるものがある。これに対して，他者の不適切な言動は疎外・孤立・不安感を増強し，薬物の副作用は身体の不快感を悪化させて，いずれも心身の乖離を拡大する方向に働くようである。つまり回復の契機となる心理社会的要因と生物学的要因とは，うつ病者の心身を融合する効果をもたらすようにみえる。

(4) 回　　復

「こころからの脱出」に成功した若いうつ病女性は，「友人や同僚にとって私は再び全く"以前の私"になった。しかしあのような経験をした後では，誰も以前と同じ人になることはできない」(文献33, p.174) と述べている。また若い精神科医にとってうつ病からの回復は「人生の再出発」(文献60, p.325) であって，「精神科で『治る』というのは『元に戻る』のではなく，『負担の少ない新しい生き方』を，主治医も家族も一緒になって探していくもの」である (文献38, p.6)。「うつ病と闘ったある少女」の場合には，うつがゆっくりとその「人格を変えていった」が，「それはうつ病の症状ではなく，うつに対抗しようとするメカニズム」であった (文献100, p.61)。他方で老年期のうつ病回復者はその心境を，「嵐の海がふっと凪いだ状態」(文献74, p.47) や「人生で何度目かの小春日和」(文献52, p.182) であると述べている。うつ病の回復が病前への「復旧」ではなく「再生」や新たな平衡であることは，回復者の生物学的所見を読む場合に念頭におくべき事実である。

Ⅲ　いわゆる生物学的知見の回復論的意味

うつ病については，これまですでに膨大な生物学的知見が蓄積されている。

しかしその研究の大部分が発病論的見地から行われてきたために，それらをうつ病の回復に向けて養生や治療に役立てるには，回復論的な立場で見直す必要がある。この見地からは特異的なtrait markerよりも，病状の経過に伴って変動する非特異的なstate markerの方が重要であり，それらは自然治癒力の生物学的理解に役立つであろう。

かつて大月ら[79]は，1980年代までの「内因性精神病の生化学」を総合して，うつ病の生物学的疾病像を「遺伝とそれに規制される気質・性格的因子，ストレス，年齢，性別，内分泌，その他の身体条件が複合的に作用して，アミンなどの精神伝達の調節障害を主として間脳，辺縁系に生じ，広く大脳皮質にまで影響の及んでいる状態」とまとめることができた。しかし1990年代になって，野村[73]は，その中心的地位を占めるモノアミン仮説が「灰色の階段」で「塩漬け状態」のまま「暗礁に乗り上げている」とみなさざるを得なくなった。この病気の生物学的研究に何が起こったのであろうか。

1. 暗礁に乗り上げたモノアミン仮説

うつ病のモノアミン（MA）仮説には抗うつ薬の薬理学的研究が主役を演じた。すなわちイミプラミンがノルアドレナリン（NA）とセロトニン（5-HT）の細胞内取り込みを阻害することによって，またイプロニアジドがMA酸化酵素を阻害することによって，いずれもシナプス間隙におけるMAを増加させるという知見を中心に，うつ病のNA欠乏説（1965年）と5-HT欠乏説（1967年）が提唱された。しかしうつ病者の尿・血液・脳脊髄液でMAの最終代謝産物（MHPG，5-HIAA）を測定した結果は，この仮説に否定的であった[97]。

欠乏説にかわって提唱されたのは受容体機能異常説で，動物における抗うつ薬の慢性投与や電撃の反覆によるβ-アドレナリン受容体減少の知見を反転したうつ病のβ受容体機能亢進説（1981年）や，血小板・リンパ球・ホルモン・死後脳・脳画像・抗うつ薬を用いた受容体研究からの5-HT$_2$受容体機能亢進説がある[73]。しかしこれらの受容体異常は病因ではなく，「病因により生じた歪みを正すためのフィードバック機構の結果」の可能性が強く[73]，総じてMA異常説は「うつ病の原因というよりは，ニューロンレベルでの異常を説明するに過ぎ

ない」[97]と考えられるようになった。

　野村[73]は，気分障害の生物学的病因をめぐるMA仮説が，ほぼ30年にわたる膨大な神経化学的研究にもかかわらず，否定も肯定もされない「灰色の段階」にとどまっているとみた。そして方法上の問題点として，第1に病因・病態生理・症状発現機構の混同を，また神経化学的知見を解釈する上での注意点として，第1にtrait markerとstate markerの区別をあげている。筆者はそれ自体に異論はないが，ここではMA仮説が，trait markerの発見や病因の追求という「発病論」の立場から論じられていることを指摘しなければならない。

　うつ病のMA仮説がいわば「塩漬け状態」にあり，生物学的病因論全体が「暗礁に乗り上げている」ようにみえるとすれば，問題は研究の方法や知見の解釈よりも発病論的「視点」にある。うつ病のように治癒傾向の強い病気において，発病はすでに回復過程の始まりと考えられるから，病相期の生物学的所見は何よりもまず「回復論」の立場から解釈されるべきであろう。MA仮説が，抗うつ薬の薬理作用と作用機序に関しては確証されたのに対して，うつ病については逆に昏迷を深めるにいたったのは，抗精神病薬のドーパミン拮抗説から生まれた統合失調症のドーパミン亢進説が暗礁に乗り上げたのと軌を一にしているようにみえる。これらはいずれも精神疾患の生物学的病因研究における「薬理反転主義」[45]の破綻であった。

　第1世代から第3世代までの抗うつ薬（すなわちMA再取り込み阻害薬・MAO阻害薬・α_2-アドレナリン遮断薬・スルピリド・SSRI・SNRI）の効果が，すべて中枢神経系のMA代謝やMA受容体機能の変化を介して生ずることは疑いない。しかしうつ病における高いプラセボ反応率やその他の物理化学的および心理社会的な治療手段の有効性を考慮すれば，抗うつ薬の投与に続発するMA系の変化をうつ病の回復における最重要因子であると断定するわけにはいくまい。SSRI反応者は投与前の血中MHPG値が高く，スルピリド反応者は血中HVA値が低いという最近の知見[66]も，MA系が非特異的な回復因子のひとつに過ぎないことを示唆しているように思われる。

　ところで野村[73]は，MA受容体（α_2，β，$5\text{-}HT_2$）の異常をstate markerとみて，発病論的視点からこれを逆にたどって「病因に迫る方法論」を提示した。これに対して，筆者はstate markerを「自然治癒力の科学的解明」の指標とし

て重視するのである。Montgomery[62]は，現在の抗うつ薬がその治療効果を発揮するために健全なMA系を必要とするという実験的根拠に基づいて，抗うつ薬の効能はMA系における化学的不均衡の復旧にあるのではなく，回復促進のための諸条件を引き出す能力に由来するという代案を提出するにいたった。

2. 生化学的異常値の意味

(1) コルチゾールの増量

神経・内分泌機能は1930年代におけるストレス症候群の提唱で注目され，とくに下垂体・副腎機能は1940年代に電撃療法の作用機序との関連で活発な研究の対象となった。そして1960年代以降，まず血漿中の副腎皮質ホルモン（コルチゾール）がうつ病相で異常高値を示し，回復とともに正常化することが示された[87]。

その後，コルチゾールの昇降はうつ病だけでなく，精神病の急性期にも共通した非特異的な所見であって，しかも回復時におけるその正常化は治療の種類（電撃療法，薬物療法）にも，薬物の種類（抗うつ薬，抗精神病薬，リチウム）にも関係がないとされている[18]。しかし短い回復期の間に気分と認知の改善がコルチゾール値の上昇と関連して生ずる[8]という知見は，このホルモンがうつ病の非特異的な回復因子のひとつであることを物語っている。また副腎体積の増大（病相期）と正常化（回復時）[86]も，うつ病における副腎機能の役割を示唆する所見であろう。

かつてSelyeは糖質コルチコイドがストレスに対する抵抗力を付与するとみたが，この見解は1980年代になって再評価され，このホルモンの投与は多様な神経伝達システム（NA，DA，5-HT，GABA，興奮性アミノ酸）と交差して，ストレスの初期効果を逆転することが示された。これらの実験的および臨床的データは，うつ病におけるコルチゾールの分泌亢進が「悪玉」（bad guy）よりも「善玉」（good guy）であることを示唆している。他方で慢性の糖質コルチコイド亢進は最終的に海馬の細胞死を招くことも知られており，内因性の生化学的異常は治療経過の中で生体にとって善悪両面の意味をもつと考えられる[83]。

（2）視床下部・下垂体・副腎系の活動亢進

次に視床下部・下垂体・副腎（HPA）活動の異常亢進を検出するデキサメサゾン抑制試験（DST）は，1980年代の初期にうつ病の生物学的診断法として注目されたが，その後は治療法の選択や経過の予測に応用されている。ただし，HPA活動状態の意味はコルチゾールの場合ほど単純ではない。

まず治療前のDSTによる治療反応の予測可能性については意見が分かれていたが[36]，プラセボを対照にした最初の研究では，DST異常者はHPA正常者より臨床的に重症で，プラセボ反応者が少なく，抗うつ薬反応者が多いことから，強力な身体療法が必要とされ[81]，またその後5年間の経過中に，深刻な自殺企図をしやすく，躁または軽躁を呈しやすいと報告された[19]。さらに薬物中断後の再発者は治療前の血中コルチゾールの基準値や合成ACTH静注後の血中ACTH値と血中コルチゾール値が高いことから，治療前のHPA亢進者が寛解を維持するためには薬物療法の継続が必要と考えられている[78]。

次に1980年代の13研究を総括すると，治療前のHPA亢進者（384名）のうち，治療後の臨床的改善にもかかわらずDSTの異常を示す者は153名（40％）で，退院後の再発率はDST正常者（20％）より有意に高く（32％），再発は0.5～1.5年に生じていた。観察期間を2年に延長した追試研究[17]でも，完全寛解時におけるDST異常群の再発は6名中5名，正常化群は7名中1名であった（p = 0.005）。ただし平均服薬期間が前者は6±3月，後者は13±7月であり（p = 0.03），服薬中断期間の長短が再発率の高低に関与した可能性がある。

これらの臨床生物学的な知見を通覧すると，病相期のHPA活動の治療学的意義として，その異常亢進者に対しては病相からの早期回復と寛解期の再発予防のために，抗うつ薬療法を初めとする身体的治療の必要性が示唆される。とくに回復論的見地から重要と思われるのは，臨床的改善の一方でDST異常を示す患者群の存在であり，HPA活動の異常亢進がうつ病相からの回復を支えている場合があることを示唆している。しかしこの患者群の経過からみて，回復を維持するためのHPA系の活動は，抗うつ薬の維持療法によって支えられることが必要なのであろう。

このようにHPA系の活動はうつ病における侵襲後振動反応の中心的な位置を占めており，患者の心理社会的状況に応じて，一方では回復の促進・維持に，

他方では回復の遷延や病相の再発にかかわっていると推測される。

3. うつ病回復の脳画像

(1) 治療反応者の脳活動ー精神療法と薬物療法

治療経過の神経画像研究は，すでに強迫神経症について，薬物療法でも行動療法でも，治療反応者は類似した糖代謝率の変化（尾状核頭部における低下）を示すことを報告していた[5,91]。この領域の研究は21世紀に入ってさらに拡張され，精神疾患，とくにうつ病の回復にかかわる脳活動を明らかにしつつある。

Brodyら[12]は24例を2群に分けて，対人関係精神療法（IPT）と抗うつ薬療法とをそれぞれ単独で12週間施行し，糖代謝率の変化を観察したところ，治療前のうつ病者は健常者と比較して前頭前野（高値）と側頭葉（低値）で異常を示したが，どちらの療法によっても前頭前野・帯状回（低下）と側頭葉（上昇）とで正常方向に変化した。

Martinら（2001年）は28例を2群に分けて，IPTと抗うつ薬療法をそれぞれ単独で行い，SPECTを用いて6週間の脳血流の変化を調べたところ，両群に共通して基底核の血流増加がみられ，IPT群には辺縁系の血流増加も認められた。Furmarkら（2002年）は，社会恐怖症者を集団的認知行動療法（CBGT），または抗うつ薬（SSRI）によって治療し，治療前と治療9週後の脳血流量をPETで測定した。CBGTとSSRIに対する反応者には共通して，海馬・扁桃核と隣接皮質に血流量の低下がみられ，これは脅威に対する身体的な防衛反応にかかわる部位であると解釈された。

(2) 脳の自己治癒活動

そして最新の重要な知見はプラセボで改善したうつ病者の脳所見であり，いわゆる「自然寛解」に伴う脳の活動が描出されている。

Mayberg ら[59]は1990年代後半のPET研究を通覧し，薬物・断眠・ECT・反復経頭蓋磁気刺激・外科手術に伴って，皮質・辺縁・傍辺縁系・皮質下に糖代謝の変化が生ずることを確認した上で，うつ病の入院患者に抗うつ薬とプラセボを二重盲検法で投与し，6週後の転帰と糖代謝量の変化を検討した。治療を

完了した15名のうち反応者は4名ずつであり，糖代謝量の変化については皮質（前頭前野，帯状回など）における増加と辺縁系・傍辺縁系における低下が，治療の種類に関係なく，うつ病の寛解に必要な変化として検出された。入院患者にみられたプラセボ効果は，環境の変更が抑うつ症状の改善をもたらすというよく知られた経験に合致しており，抗うつ薬で特異的にみられた皮質下・辺縁系の糖代謝低下は，改善の維持および再発の予防という付加的な利点に通ずるものと考えられた。

この領域の研究はまだその緒についたばかりであり，個々の報告「間」では細部についての不一致も少なくない。定量脳波（QEEG）による研究では，前頭前野の信号強度がプラセボ反応者では上昇，実薬反応者では低下という逆方向の変化が検出された[53]。しかし，神経画像化技術を用いた今回の一連の報告「内」では，治療法の種類に関係なく回復時の糖代謝や血流量が，脳の特定部位で同方向の変化を示す場合が多いことにおいて一致している。

このような変化は各治療の直接の結果ではなく，治療によって触発された内発的な過程の反映とみるほかあるまい。この見地に立てば，かつて抗うつ薬療法の経過中に観察された脳血流量の変化[7,80]についても同様の考察が可能である。またそれ以前の研究で見出され，発病論的視点からうつ病の脳病巣と見なされがちであった所見の多くも，回復論的視点からは修復過程の反映と考えられる。これらは脳の自己治癒活動を示す知見とみることができよう。

IV 「治療」効果の程度と限界

うつ病に対して有効とされる治療法は，物理化学的手段から心理社会的手段まで他の精神疾患にくらべて著しく多様である。ここでは無作為化比較試験（RCT）によって有効性が確認された治療法を取り上げ，それらがうつ病に対してどの程度まで有効であるかを検討して，うつ病における治療の役割を明らかにしたいと思う。

1. 電撃療法 (ECT)

　この治療法はCerletti (1938年) によってまず統合失調症者に試みられてから，次に躁うつ病に適応が拡大され，統合失調症よりも良い結果がみられること，とくにうつ病相で卓越した効果を認めることが判明した。1940～1950年代にはうつ病治療の主力となり，1960年代には一連のRCTによって，この時期に導入された三環系抗うつ薬（TCA）と同等かそれ以上に有効であることが実証された[22]。その後は模擬ECTとの比較でも有効性が確立されている[70]。

　次に躁病に対しては，1980～1990年代の研究結果から短期的には薬物療法（リチウムと抗精神病薬）よりも効果的と考えられているが，実証的な資料は少ない。統合失調症に対しては，1980年代の研究によって模擬ECTにまさる結果が報告され，その後の研究でECTと薬物の併用がそれぞれの単独より有効であることが確証された[70]。その他の精神・神経・身体疾患に対する効力も考慮に入れると，ECTそれ自体はうつ病に対してかなり特異的な治療法であるといえよう。

2. 薬物療法

　いわゆる第1世代から第3世代にいたる抗うつ薬の効果はRCTによって確認され，現在のうつ病治療の主流になっている。しかし短期間のRCTで確証された効果が日常臨床でどの程度まで再現されるかについて疑問視する研究[13]や，1960～1970年代にはプラセボとの有意差を認めなかったRCTが少なからずあることから，抗うつ薬を有効とする根拠は一般に考えられているよりも薄弱という批判がある[61]。また重篤な外来うつ病者の急性期治療でも認知療法より優れているわけではない[24]。他方で不安・恐怖・強迫障害や慢性疼痛に対する有効性も確率されており，最近では神経性大食症に対する効果がプラセボとの比較で実証された[27]。現存の抗うつ薬はうつ病に対する特異的な治療法と言うにはほど遠い。

　その他に鎮静型の抗精神病薬（クロルプロマジンとチオリダジン）は1960年代にTCA・プラセボとの比較で[22]，非定型の抗精神病薬（スルピリド）は

1970年代からTCAとの比較で（文献105, p.93），それぞれ有効性を認められていた。1980年代にはベンゾジアゼピン系薬物，とくにアルプラゾラムが，TCAおよびプラセボとの比較で有効性を証明され（文献105, p.127），1990年代には薬草（St. John's wort）もプラセボにまさることが立証された[3]。

3. 精神療法

認知行動療法（CBT）については，1970年代後半から1990年代までプラセボや薬物療法を対照治療とした多くのRCTとメタ解析があり，病相治療効果と再発予防効果について，プラセボよりも有効で，抗うつ薬よりも良好であるとみられる[32]。しかも重篤な外来うつ病者に対して，抗うつ薬療法と同等の有効性が見出されている[24]。

また対人関係療法（IPT）も1970年代末から，TCAに加えて支持的精神療法（1979年），CBT・プラセボ（1989年），通常治療（1996年）を対照にしたRCTが行われ，プラセボより有効でTCAと同等と認められている。ただし反復性うつ病に対する3年間の再発予防研究（1990年）で，IPTはプラセボより有効だったがTCAほどではなかった。なおIPTとCBTとの比較試験はないが，全体としての有意差はないとみられている[25]。

そして最新のメタ解析（2002年）によると，軽症・中等症の外来うつ病に対して10〜34（平均16）週の薬物療法（主としてTCA）・精神療法（主としてCBTとITP）・対照治療による寛解率はそれぞれ，46％・46％・24％，脱落率は37％・22％・54％であったことから，薬物療法と精神療法の双方ともに第1優先治療であると結論された[15]。

なお日常の診療でこのような特定の理論と技法をもった精神療法が行われることは稀である。日本の精神科医がうつ病者に対して薬物療法とともに行う日常的な精神療法は，笠原によって要約されたような，どちらかといえば非特異的な治療であるが[46]，その必要性と有用性を疑う精神科医はいないであろう。しかしまた，これをRCTによって検証しようなどと考える研究者もいないであろう。私見によれば，RCTで効能が確認されたCBTとIPTは，日常的で非特異的な精神療法の特定の側面を強調した治療技法である。実際にCBTは対

人関係的要素を含み（文献75, p.183, 247），IPTも認知行動面に注目している（文献50, p.17-18）。実際に認知療法の本から友人との付き合い方を学んだ患者がおり（文献100, p.235），うつ病には禁忌とされる精神分析療法でさえ，患者の手記[60]にみられるように，分析医の意図とは関係なくCBT・IPT的要因を含んでいるのである。

4. 磁気と光線，断眠と運動

経頭蓋磁気刺激（TMS）は模擬TMSを対照治療とした2つの比較試験（1999年）で，有効・無効の相反する結果が報告された。しかし無投薬の治療抵抗性うつ病に対する比較試験（2000年）では，有意で穏和な抑うつ症状軽減効果が認められている[3]。またECTを対照治療とした2〜4週間のRCT[40]と3〜6カ月の転帰調査[21]で，ECTに匹敵する有効性が報告された。

高照度光の照射療法は1990年代の後半に，冬期うつ病に対する比較試験で有効性が証明され，季節性感情障害の第1選択治療となっている[3]。

断眠療法は1990年代の研究で，一過性の顕著な同日効果をもたらすことが報告されており，エアロビクス運動は高齢者を対象とした16週間のRCT（1999年）で，最終転帰がSSRI（対照治療）の効果に匹敵すると報告されている[3]。

5. プラセボと模擬治療－うつ病の自然治癒現象

これまでの臨床研究で，プラセボ効果は新しい治療法の有用性を検証する際に排除されるべき治療因子として，とかく軽視される傾向にあった。しかし，NIMHのメタ解析（1989年）によると，うつ病の薬物療法や精神療法（CBT，IPT）の対照治療として用いられたプラセボ群の16週間における回復率（recovery rate）は，CBT（36％）・IPT（43％）・イミプラミン（42％）に対して，21％であった[25]。その後のメタ解析（2002年）でも，プラセボ治療群の平均16週後の寛解率（remission rate）は，薬物療法（46％）・精神療法（46％）に対して，24％である[15]。一般に抗うつ薬の治験におけるうつ病者のプラセボ反応率（response rate）は30〜40％，軽症・病相短期例では50％近

くに達すると算定されている[96]。

またECTと（通電しない）模擬治療との比較試験（1978年）によると，後者は1週（2回施行）後にはECTに劣っていたが，2週（4回施行）後には差が消失した[31]。その後に行われた週2回・3週間の比較研究（1981年）で，ECT群は3種の評価尺度（医師用・自記式・看護者用）で第1週から有意の改善を示したのに対して，模擬治療群は第1週の看護者用R度だけで改善がみられ[108]，週2回・最多8回の比較試験（1984年）では，第2週・第4週の改善度で有意に劣っていたものの，第12週・第28週の追跡調査では有意差がなくなった[10]。

さらにTMSと模擬治療（毎日1回10日間）との比較試験（1999年）では，前者の改善率50％以上に対して，後者は25％であった[49]。

このように特定の治療を加えないうつ病群の改善・回復率は，数日から数週の期間内では抗うつ薬・ECT・TMS群より明らかに劣るが，数カ月の経過中に徐々に上昇して差ははっきりしなくなる。その改善速度から急速改善群と緩徐改善群を区別し，前者を「プラセボ反応の一型」とし，後者を「自然寛解の結果」とみなした報告もある[84]。しかしこの区別は，そもそもプラセボ反応とは何か，自然寛解とは何かという難題を提起する。神田橋によれば「プラセボ反応は自然治癒力の純粋な表現である」（文献45，p.91）。

なお「自然治癒力」なる言葉は現代医学ではほとんど死語と化し，逆に養生や民間療法・代替治療の効用を一般読者に説く際には，不可欠の用語として頻用されるようになった。この用語はとくに日本の医療風土に合うせいか，欧米の書物を翻訳出版する際にも好んで用いられる。例えば"The Healer Within""Imagery in Healing""Healing and the Mind""The Healing Brain""Spontaneous Healing"などの訳名はそれぞれ，「内なる治癒力」[54]，「自己治癒力」[1]，「こころと治癒力」[63]，「心の治癒力」[77]，「癒す心，治る力」[106]である。

しかし病人の治癒力を強調する立場はさまざまで，欧米の著者は"Natural Power of Healing"という用語を（おそらく意識的に）避け，ほとんど共通して免疫系などに関する現代医学の知見を背景に論じている。これに対して，日本にはこれをあえて本の題名に選び，欧米流に生化学[113]や生理学[94]の立場で論ずる者から，気（生命エネルギー）を中心とする陰陽の調和[112]や東洋医学への回帰[95]を主張する者までいる。「自然治癒力」は，これを現代医療の枠内で用い

ようとすれば直ちに古代医学を連想させずにおかない，という厄介な言葉なのである。著者（1989年）が自然治癒力の科学的解明と治療的応用によるその発展的解消を提唱したのはそのためであった。

V おわりに―うつ病における養生と治療

　神田橋によれば，病気が治るのは「自然治癒力」（生命体がもっている治るちからで，「いのち」という物質界や，己に加えられた歪みや傷害に逆らい，復元を図るというあらかじめパターン化されている活動）の働きである（文献45, p.27）。そして医師が行う「治療」は自然治癒力を働きやすくする準備であり，自然治癒力を強める方法が「養生」（心が身体の言うこと，声なき声を斟酌すること）である（文献45, p.178）。したがって養生を工夫すると治療が成功しやすくなるし，逆に養生が悪ければ治療は成功しにくい。昔から「薬より養生」とか「一に養生，二に治療」などと言われるように，病気の回復には治療よりも養生の方が基本なのである。

　ただし養生と治療は全く別の方法ではなく，基本的な養生（休養・食事・睡眠・排泄の調整など）と代表的な治療（手術・抗癌剤・西洋薬など）との間に，どちらともいえる多種・多様な手段がある。うつ病の場合には上記の基本的な養生に加えて，治療的養生や養生的治療（運動・指圧・整体・漢方薬・鍼灸・相談・カウンセリングなど）が活用可能であり，切り札として薬物療法・理学療法・精神療法がある。いま薬物療法が幅を利かせているのは効率が最もよいからにほかならない。

　なお自然治癒力は病気を治す方にだけ働くとは限らず，病気を悪い方へ導くこともある。また自然治癒力を強めるはずの養生も，やり方しだいでは空振りに終わったり，逆の結果を生むこともある。治療が必要になるのはこのような場合で，治療の役割は自然治癒力を病気が回復する方に向け直し，それを強める養生を立て直すことである。これがうまくいけば，治療は病気の回復における切り札となる。しかし，自然治癒力や養生と同様に，治療への過信は禁物であって，その必要性と治療法の選択を，自然治癒力の働き方と養生の仕方に応

じて判断する必要がある。

□文　献

1) Achterberg, J.（井上哲彰訳）：自己治癒力－イメージのサイエンス．日本教文社，東京，1991.
2) 浅井邦彦編：日本の精神科医療－国際的視点から－．精神医学レビュー，29; 68, ライフ・サイエンス，東京，1998.
3) Bauer, M., Whybrow, P. C., Angst, J. et al.: World Federation of Societies of Biological Psychiatry (WFSBP) Guidelines for biological treatment of unipolar depressive disorders, Part 1: Acute and continuation treatment of major depressive disorder. World Biol. Psychiatry, 3; 5-43, 2002.
4) Bauman, B. and Bogerts, B.: The pathomorphology of schizophrenia and mood disorders: Similarities and differences. Schizophr. Res., 39; 141-148, 1999.
5) Baxter, L. R., Schwartz, J. M., Bergman, K. S. et al.: Caudate glucose metabolic rate changes with both clrug and behavior therapy for obsessive-compulsive disorder. Arch. Gen. Psychiatry, 53; 109-113, 1996.
6) Beck, A. T.（大野裕訳）：認知療法－精神療法の新しい発展．岩崎学術出版，東京，1990.
7) Bench, C. J., Frackowiak, R. S. J. and Dolan, R. J.: Changes in regional cerebral blood flow on recovery from depression. Psychol. Med., 25; 247-251, 1995.
8) Blackburn, I. M., Whalley, L. J., Christic, J. E. et al.: Mood, cognition and cortisol: Their temporal relationships during recovery from depressive illness. J. Aff. Dis., 13; 31-43, 1987.
9) Brady, K. T. and Anton, R. F.: The thyroid axis and desipramine treatment in depression. Biol. Psychiatry, 25; 703-709, 1989.
10) Brandon, S., Cowley, P., McDonald, C. et al.: Electroconvulsive therapy: Results in depressive illness from the Leicestershire trial. Br. Med. J., 288; 22-25, 1984.
11) Broadhead, W. E., Blazer, D. G., George, L. K. et al.: Depression disability days, and days lost from work in a prospective epidemiologic survey. JAMA, 264; 2524-2528, 1990.
12) Brody, A. L., Saxena, S., Stoessel, P. et al.: Regional brain metabolic changes in patients with major depression. Arch. Gen. Psychiatry, 58; 631-640, 2001.

13) Burgha, T. S., Bebbington, P. E., Maccarthy, B. et al.: Antidepressants may not assist recovery in practice: A naturalistic prospective survey. Acta Psychiatr. Scand., 86; 5-11, 1992.
14) Cangoilhen, G.（滝沢武久訳）：正常と病理. 法政大学出版局, 東京, 1987.
15) Casacalenda, N., Perry, J. C., Looper, K.: Remission in major depressive disorder: A comparison of pharmacotherapy, psychotherapy and control conditions. Am. J. Psychiatry, 159; 1354-1360, 2002.
16) Cerletti, U., 1940（村田忠良他訳）：L'Elettroshock. 精神医学, 19; 69-77, 171-187, 275-291, 1977.
17) Charles, G. A., Schittecatte, M., Rush, A. J. et al.: Persistent cortisol non-suppression after clinical recovery predicts symptomatic relapse in unipolar depression. J. Aff. Dis., 17; 271-278, 1989.
18) Christie, J. E., Whalley, L. J., Dick, H. et al.: Raised plasma cortisol concentrations: A feature of drug-free psychotics and not specific for depression. Br. J. Psychiatry, 148; 58-65, 1986.
19) Coryell, W.: DST abnormality as predictor of course in major depression. J. Aff. Dis., 19; 163-169, 1990.
20) 第98回日本精神神経学会総会抄録集, 会告. p.4, 2002.
21) Dannon, P. N., Dolberg, O. T., Schreiber, S. et al.: Three and six-month outcome following courses of either ECT or rTMS in a population of severely depressed individuals-preliminary report. Biol. Psychiatry, 51; 687-690, 2002.
22) Davis, J., Klerman, G. L. and Schildkraut, J. J.: Drugs used in the treatment of depression. In: (ed.), Efron, D. H. Psychopharmacology; A review of progress. Public Health Service Publication No. 1836, USA, p.1957-1967; 719-747, 1968.
23) Delay, J.: Méthodes Biologiques en clinique psychiatrique. Mason & Cie, Paris, 1950.
24) De Rubeis, R. J., Gelfand, L. A., Tang, T. Z. et al.: Medications versus cognitive behavior therapy for severely depressed outpatients: Mega-analysis of four randomized comparisons. Am. J. Psychiatry, 156; 1007-1003, 1999.
25) Elkin, I., Shea, T., Watkins, J. T. et al.: NIMH treatment of depression collaborative research program. General effectiveness of treatments. Arch. Gen. Psychiatry, 46; 971-982, 1989.
26) Gregory, R. J. and Jindal, R. D.: Ethical Dilemmas in Prescribing Antidepressants. Arch. Gen. Psychiatry, 58; 1085, 2001.

27) Evidence-based mental health（日本語版), 5; 130, 2002.
28) Fawcett, R. G.: Is depression adaptive for the human species? Arch. Gen. Psychiatry, 58; 1086, 2001.
29) Feder, R.: Clinical depression is a disease state, not an adaptation. Arch. Gen. Psychiatry, 58; 1084, 2001.
30) Fink, M.（清水信訳）：電気けいれん療法. 星和書店, 東京, p.259-260, 1980.
31) Freeman, C. P. L., Basson, J. V. and Crighton, A.: Double-blind controlled trial of electroconvulsive therapy (E.C.T) and simulated E.C.T. in depressive illness. Lancet, 1; 738-740, 1978.
32) Gloaguen, V., Cottraux, J., Cucherat, M. et al.: A meta-analysis of the effects of cognitive therapy in depressed patients. J. Aff. Dis., 49; 59-72, 1998.
33) Goldmann-Posch, U.（鹿島春雄他訳）：うつ病女性の日記－こころの病からの脱出. 同朋舎, 東京, 1988.
34) Goldstein, K.（村上仁他訳）：生態の機能. みすず書房, 東京, 1957.
35) Hirschfeld, R. M. A., Keller, M. B., Panice, S. et al.（高橋祥友訳・解説）：不充分なうつ病治療：全米躁うつ病協会の共通認識. JAMA（日本語版); 95-104, 1997.
36) 星野仁彦：精神科領域におけるデキサメサゾン抑制試験の臨床的意義, 1. 精神医学, 29; 564-577, 1987.
37) Irwin, M., Smith, T. L. and Gillin, J. C.: Electroencephalographic sleep and natural killer activity in depressed patients control subjects. Psychosom. Med., 54; 10-21, 1992.
38) 泉基樹：精神科医がうつ病になった－ある精神科医のうつ病体験記. 廣済堂出版, 東京, 2002.
39) Jamison, K.（田中啓子訳）：躁うつ病を生きる－私はこの残酷で魅惑的な病気を愛せるか？ 新曜社, 東京, 1998.
40) Janicak, P. G., Dowd, S. M., Martis, B. et al.: Repetitive transcranial magnetic stimulation versus electro-convulsive therapy for major depression: Preliminary results of randomized trial. Biol. Psychiatry, 51; 659-667, 2002.
41) Joffe, R., Segal, Z. and Singer, W.: Change in thyroid hormone levels following response to cognitive therapy for major depression. Am. J. Psychiatry, 153; 411-413, 1996.
42) 上島国利：躁うつ病の臨床. 金剛出版, 東京, 1983.
43) 神庭重信編：躁うつ病の脳科学. 星和書店, p.291-294, 1995.
44) 神田橋條治：精神科養生のコツ. 岩崎学術出版, 東京, 1999.

45) 神田橋條治, 八木剛平：(対談) 精神科における養生と薬物. 診療新社, 東京, p.29-30, 2002.
46) 笠原嘉：向精神薬と薬物療法. メディカルサイエンス, 1; 225-260, 1973.
47) Kennedy, S. H., Javanmard, M. and Vaccarino, F. J.: A review of functional neuroimaging in mood disorders: Positron emission tomography and depression. Con. J. Psychiatry, 42; 467-475, 1997.
48) Kimbrell, T. A., Ketter, T. A., George, M. S. et al.: Regional cerebral glucose utilization in patients with a range of severities of unipolar depression. Biol. Psychiatry, 51; 237-252, 2002.
49) Klein, E., Kreinin, I., Chistyakov, A. et al.: Therapeutic efficacy of right prefrontal slow repetitive transcranial magnetic stimulation in major depression: A double-blind controlled study. Arch. Gen. Psychiatry, 56; 315-320, 1999.
50) Klerman, G. L., Weisman, M. M., Rounsville, B. J. et al.（水島広子訳）：うつ病の対人関係療法. 岩崎学術出版, 東京, 1997.
51) Kuipper, P. C.（那須弘之訳）：うつ, その深き渕より－ある精神科医の闘病記録. 創元社, 東京, 1997.
52) 倉嶋厚：やまない雨はない－妻の死, うつ病, それから. 文芸春秋, 東京, 2002.
53) Leuchter, A. F., Cook, I. A., Witte, E. A. et al.: Changes in brain function of depressed subjects during treatment with placebo. Am. J. Psychiatry, 159; 122-129, 2002.
54) Locke, S. E., Colligan, D.（池見酉次郎監修）：内なる治癒力－こころと免疫をめぐる新しい医学. 創元社, 東京, 1990.
55) Longley, A. J.: Depression is an adaptation. Arch. Gen. Psychiatry, 58; 1083, 2001.
56) Maes, M., Lambrechts, J., Bosmons, E. et al.: Evidence for a systemic immune activation during depression: Results of leukocyte enumeration by flow cytometry in conjunction with monoclonal antibody staining. Psychol. Med., 22; 45-53, 1992.
57) Maes, M., Bosmans, E., Suy, E. et al.: Impaired lymphocyte stimulation by mitogens in severely depressed patients. A complex interface with HPA-axis hyperfunction, noradrenergic activity and the ageing process. Br. J. Psychiatry, 155; 793-798, 1989.
58) Maes, M., Bosmans, E., Suy, E. et al: A further exploration of the relationships between immune parameters and the HPA-axis activity in depressed patients.

Psychol. Med., 21; 213-320, 1991.
59) Mayberg, H. S., Silva, J. A., Brannan, S. K. et al.: The functional neuroanatomy of the placebo effect. Am. J. Psychiatry, 159; 728-737, 2002.
60) MCrae, M.（秋谷たつ子他訳）：うつ病女性の手記－心理療法の記録．中央洋書出版部, 東京, 1991.
61) Moncrieff, J.: Are antidepressants overrated? A review of methodological problems in antidepressant trials. J. New Ment. Dis., 189; 288-295, 2001.
62) Montgomery, S. A.: Understanding depression and its treatment: Restration of chemical balance or creation of condition promoting recovery? J. Clin. Psychiatry, 61(S-6); 3, 2002.
63) Moyers, B.（小野善邦訳）：こころと治癒力－心身医療最前線．草思社, 東京, 1994.
64) 中井久夫：精神療法, 2. 分裂病の精神療法－個人的な回顧と展望．異常心理学講座, Ⅸ 治療学．みすず書房, 東京, p.119-162, 1989.
65) 中島らも：心が雨漏りする日には．青春出版社, 東京, 2002.
66) 中村純：うつ病の薬物療法について－臨床薬理学的検討から．臨床精神薬理, 5; 1616-1622, 2002.
67) 中野弘一：うつ病患者の受療行動と薬物治療への満足度．日本医事新報, 4076; 24-28, 2002.
68) Nesse, R. M.: Is depression an adaptation? Arch. Gen. Psychiatry, 57; 14-20, 2000.
69) Nesse, R. M.: In replay. Arch. Gen. Psychiatry, 58; 1085-1086, 2001.
70) 日本精神神経学会監訳：米国精神医学会タスクフォースレポート・ECT実践ガイド．医学書院, 東京, 2002.
71) Nobler, M. S., Oquendo, M. A., Kegeles, L. S. et al.: Decreased regional brain metabolism after ETC. Am. J. Psychiatry, 158; 305-308, 2001.
72) Nobler, M. S., Sackeim, H. A., Prohovnik, I. et al.: Regional cerebral blood flow in mood disorders, Ⅲ. Arch. Gen. Psychiatry, 51; 884-897, 1994.
73) 野村総一郎：気分障害の精神科学．精神医学, 36; 1126-1137, 1994.
74) 小川宏：病気は人生の挫折ではない－アナウンサーの"奇跡"．文化創作出版, 東京, 2001.
75) 大野裕：「うつ」を生かす－うつ病の認知療法．星和書店, 東京, 1990.
76) 大野裕：うつ病－こころの確かさを求めて．弘文堂, 東京, 1991.
77) Ornstein, R. and Sobel, D.（鈴木賢英訳）：心の治癒力．東京図書, 東京, 1995.

78) O'Toole, S. M., Sekula, L.K. and Rubin, R. T.: Putuitary-adrenal cortical axis measures as predictors of sustained remission in major depression. Biol. Psychiatry, 42; 85-89, 1997.
79) 大月三郎, 秋山一文：内因性精神病の生化学, 2. 精神医学, 30; 616-625, 1988.
80) Passero, S., Nardini, M. and Battistini, N.: Regional cerebral blood flow changes following chronic administration of antidepressant drugs. Prog. Neuro-Psychopharmacol & Biol. Psychiat., 19; 627-636, 1995.
81) Peselow, E. D., Stanley, M., Filippi, A-M. et al.: The predictive value of the Dexamethasone Suppression Test. A placebo-controlled study. Br. J. Psychiatry, 42; 85-89, 1997.
82) Posterak, M. A. and Zimmerman, M.: Short-term spontaneous improvement rates in depressed outpatients. Dis. Nerv. Syst., 188; 799-804, 2000.
83) Post, R. M. and Weiss, S. R. B.: Endogenous biochemical abnormalities in affective illness: Therapeutic versus pathogenic. Biol. Psychiatry, 32; 469-484, 1992.
84) Quitkin, F. M., Rabkin, J. G., Stewart, J. W. et al.: Heterogeneity of clinical response during placebo treatment. Am. J. Psychiatry, 148; 193-196, 1991.
85) Ravindran, A. V., Griffiths, J., Merali, Z. et al.: Lymphocyte subsets associated with major depression and dysthymia: Modification by antidepressant treatment. Psychosom. Med., 57; 555-563, 1995.
86) Rubin, R. T., Phillips, J. J., Sadow, T. F. et al: Adrenal gland volume in major depression. Arch. Gen. Psychiatry, 52; 213-218, 1995.
87) Sachar, E. J.: Corticosteroids in depressive illness. Arch. Gen. Psychiatry, 17; 544-553, 1967.
88) Sackeim, H. A.: The Anticonvulsant hypothesis of the mechanisms of action of ECT: Current status. J. ECT. IS.; 5-26, 1999.
89) Safer, D. J.: Design and reporting modifications in industry-sponsored comparative psychopharmacology trials. J. Nerr. Ment. Dis., 190; 583-592, 2002.
90) 佐藤宏明：躁鬱病・私の記録. 柘植書房, 東京, 1988.
91) Schwartz, J. M., Sfoessel, P. W., Baxter, L. R. et al.: Systematic changes in cerebral glucose metabolic rate after successful behavior modification treatment of obsessive-compulsive disorder. Arch. Gen. Psychiatry, 53; 109-113, 1996.
92) Seidel, A., Arolt, V., Hunstiger, M. et al.: Major depressive disorder is associated with elevated monocyte counts. Acta Psychiatr. Scand., 94; 198-204,

1996.
93) 精神科薬物療法研究会編：精神分裂病と気分障害の治療手順－薬物療法のアルゴリズム－．星和書店, 東京, 1998.
94) 志水彰：笑いの治癒力. PHP研究所, 東京, 1998.
95) 篠原佳年：あなたには快癒力がある. 幻冬社, 東京, 2002.
96) Sonawalla, S. B. and Rosenbaum, J. F.: Placebo response in depression. Dialogues Clin. Neurosci., 4; 105-113, 2002.
97) 田島治：モノアミン仮説はどう変わったか. こころの臨床à・la・carte, 13; 253-259, 1994.
98) 高橋祥友：自殺の危険－臨床的評価と危機介入. 金剛出版, 東京, 1992.
99) 谷沢英一：人間,「うつ」でも生きられる. 講談社, 東京, 1998.
100) Thompson, T.（藤井留美訳）：うつ病と闘ったある少女の物語. 大和書房, 東京, 1997.
101) 時枝武：うつ病者の手記－自殺, そして癒し. 人文書院, 東京, 1997.
102) 臺弘, 土居健郎編：精神医学と疾病概念. 東京大学出版会, 東京, 1975.
103) 渡辺昌祐：うつ病は治る, 初版. 保健同人社, 東京, 1986.
104) 渡辺昌祐：うつ病の予後. 日本医師会雑誌, 100; 1038-1042, 1988.
105) 渡辺昌祐, 横山茂生：抗うつ薬の選び方と用い方, 改訂版. 新興医学出版社, 東京, 1993.
106) Weil, A.（上野圭一訳）：癒す心, 治る心. 角川書店, 東京, 1995.
107) Weizman, R., Laor, N., Podliszewski, E. et al.: Cytokine production in major depressed patients before and after clomipramine treatment. Biol. Psychiatry, 35; 42-47, 1994.
108) West, E.: Electric convulsion therapy in depression: A double-blind controlled trial. Br. Med. J., 282; 355-357, 1981.
109) Wodarz, N., Rupprecht, R., Kornhuber, J. et al.: Cell-mediated immunity and its glucocorticoid-sensitivity after clinical recovery from severe major depressive disorder. J. Aff. Dis., 25; 31-38, 1992.
110) WPA/PTDうつ病性障害教育プログラム. JCPTD委員会運営事務局, 神戸, 2001.
111) 八木剛平：新薬開発をめぐる製薬企業・メディアと精神薬理・精神医学. 精神医療, 103(28); 48-53, 2002.
112) 米田実：自然治癒力. 文化創作出版, 東京, 2000.
113) 米山公啓：自然治癒力のミステリー. 法研, 東京, 1997.

気分障害の精神分析

－無能力感と境界形成をめぐって－

狩野　力八郎

I　はじめに－全体的なテーマ－

　うつ病に関する精神分析的アプローチの主要なテーマは，対象喪失と対象恒常性が成立していない場合の喪失への反応を取り扱うということである。うつ病において対象喪失は自己の一部を失う体験になり，その苦痛を万能的に否認しているのである。すなわち，うつ病の精神分析は，この自己の喪失ひいては自我の障害を扱うことになる。

　ところが，S. フロイトがこのことを明確化した結果，われわれ臨床家が眼にする「抑うつ状態」は古典的なうつ病論ではくくれない広範囲の病態を視野に入れることになった。たとえば，自我の退行によるメランコリー性抑うつと自我が退行していない神経症性抑うつ，二次的同一化が達成されている抑うつと自己愛的同一化にとどまっている抑うつなどである。さらには，O. カーンバーグ[10]の人格構造論を援用すれば，神経症レベル，境界人格レベル，精神病レベルといったそれぞれの人格病理において抑うつがみられるのである。

　一方，今日使用されている「気分障害」という記述診断的なカテゴリーもまた広範囲の病態を含んでいる。

とはいえ，「抑うつ」を示す，いろいろな病態に共通する要素もある。本論文では，精神分析の臨床から得られた，そのような共通する精神力動について述べたい。

Ⅱ　うつ病に精神分析は禁忌か

先に進む前に，うつ病治療における精神分析の位置づけについて述べておきたい。というのは三環系抗うつ剤の開発以降，そして現在はSSRIの登場により，うつ病に対する精神分析からの発言が影を潜めてきたようにみえるからである。確かに，米国でも1971年のE. ジェイコブソンの「Depression」[7]以降あまり目立つものはないし，むしろうつ病に対しては薬物療法と認知療法を行うという考え方が主流になってきた。著者は，30年くらい前に米国の精神科医の「うつ病に精神分析は禁忌である」という講義を聴いたことがある。罪悪感に悩んでいるうつ病患者に精神分析を行うことは罪悪感をいっそう悪化させるからだ，というのがその理由であった。いいかえると，うつ病患者に対する精神分析は悪しき退行を引き起こすということである。この主張は，筆者も含めわが国の精神科医のうつ病観にかなり大きな影響を与えてきたように思う。

では今日的にみて，うつ病に精神分析は禁忌であるという考えは妥当なのだろうか。もし，精神分析が無意識的罪悪感の意識化ということのみを治療機序とするなら，これは一見もっともらしい理由である。しかし，30年以上も前，すでにジェイコブソンは次のように反論しているのである[7]。「深い前エディプス的な空想が表面化するとき，患者は一過性に動揺し，あるいは軽い混乱状態に陥り，さらにはかつて経験したこともないような心身症反応（中略）を示すことさえある。しかし，本当の躁うつ病で，治療経過中の抑うつ状態の反復をのぞいて，患者が深いイド材料の突出によって誘発された精神病状態を呈した経験は私にはない」。すなわち，重い病態の人が示す転移に対する注意深い観察と分析をするならば，悪性の退行は起こらないのであって，このような非難は当たらないというのである。筆者も自分自身や同僚の臨床経験からジェイコブソンの見解は妥当だと考えている。その理由は精神分析技法の展開と関連して

いるのである。すなわち，うつ病に禁忌とされた精神分析とは神経症モデルに対する古典的な精神分析技法のことであって，今日的な重い病態に対する精神分析モデル，たとえばcontainingとかholdingといった技法を駆使するならば，そして精神病レベルの転移を理解するならば，悪性の退行は起きないか未然に防ぐことができるだけでなく，「抑うつ状態の引き金にしかならなかった不幸な生活状況を改善できる（患者の）能力」[7]を促進することが可能なのである。

わが国でも，1985年に日本精神分析学会の「躁とうつの精神分析」というテーマのシンポジウム[12]で，その時点までにおけるうつ病に関する精神分析的研究が論じられ，以降徐々にではあるが，学会レベルでうつ病の精神分析経験が発表されるようになった。これには2つのパターンがある。第1は，「慢性抑うつ」として発表されていて，うつ病の精神分析を正面から取り上げている場合であり，第2は，対象症例をみると精神症状としては大うつ病や気分変調など気分障害として診断できるものの，発表形式としては人格障害や摂食障害の治療として論じられている場合である。後者の場合など，うつ病には薬物療法と認知療法が適用されるべきであるといったステレオタイプな主張に気圧されている節があり，気分障害の精神分析という視点からもっと論じてもよいように思われるのである。

実際，気分障害は広いスペクトラムであり，精神分析療法に限らず広く精神療法一般という視点からみて，治療関係が役に立つケースが少なくないのである。たとえば，入院治療を受けた典型的な大うつ病患者が，薬物療法よりも他のうつ病患者や看護師との人間関係が治療に大いに役に立ったと述べることがしばしばある。回復途上にある患者は，新しく入院した患者にとって回復のよいモデルになり，自分だけがうつ病ではないと考えることや将来へ希望をもつことを促進するのである。ちなみに，これらは，集団精神療法では，universality（一般性），希望の浸透，という治癒促進因子として明確化されている。長期入院治療でカタルシスだけでなく内的構造の変化がもたらされることもある。

だからといって，筆者は精神分析がうつ病治療において万能だということを主張しているのではない。たとえば，精神分析ないしは精神分析的精神療法の限界の一側面として，時間と手間がかかりすぎるという実践レベルでの問題が

あることは承知している。臨床上の問題は薬物療法か精神分析かではなく，個々のケースに応じたテーラーメイドの治療（tailor-made treatment）を計画し実践することであって，その場合，精神分析や精神分析的精神療法は，現在もなお重要な選択肢の一つであるということをいいたいのである。

III どんな気分障害に精神分析が行われているか

実際には，さまざまな気分障害に精神分析的精神療法（ないしは洞察志向的，力動的精神療法）が行われている。概して「抑うつ状態」という診断が下されていることが多いが，おおむね次のような病態が含まれていると思われる。

神経症レベルでは，マゾヒズム性格，ヒステリー性格，強迫人格，回避性人格などが代表的である。境界例レベルでは，スキゾイド・スキゾタイパル・境界型・自己愛・演技性・依存性などの人格障害である。これらは，慢性抑うつの形態や悪性の自己愛をもった自己愛人格障害[11]の形をとることもある。さらに境界例レベルの人格障害とともに神経性食思不振症をともなう場合や人格構造の基礎に高機能発達障害が認められる場合もある。精神病レベルでは，思春期発症のMDIなどが含まれる。

しかし，実際に精神分析的精神療法を行うかどうかは，必ずしも疾患分類によっているのではなく，分析可能性の程度や質についての判断や，薬物療法の効果が制限的な場合，あるいは「もっと話を聞いてあげたほうがよい」などという実践的な理由によって決定されている。ここで，分析可能性について少し説明しておく。それは一言でいえば，患者が精神分析を自分のために活用できるかどうかということにかかわっている精神分析的概念である。実際には，言語化能力，内面の動きを把握する能力，自分をわかってほしいという動機，治療者を理解する力，変化を求める動機，内的体験に触れることができるかどうか，アンビバレンスへの耐性，分離に耐えられる能力，他者との関係において不信感や疑惑が優勢か信頼感が優勢か，建設的か破壊的か，などという精神力動あるいは対象関係のあり方を評価するのである。

Ⅳ 精神分析の貢献

　ここで，論を進める前に，精神分析がうつ病にどのように貢献したかを概観してみたい。もっとも，これについては，小此木啓吾[19]や西園昌久[16]，岩崎徹也[8,9]らによる優れた系統的論説があるので，詳しくはそれらを参照していただくとして，ここでは要約にとどめる。うつ病に関する精神分析の流れをみると，大きくS.フロイトやK.アブラハムの時代とその後の時代に分けて考えてみることができる。

1. フロイト，アブラハムの時代

　うつ病の精神分析は，まずアブラハムによって概念化され，それに引き続いて起きた彼とフロイトとの対話の結果が，フロイトの『悲哀とメランコリー』[4]を生み出したといえる。フロイトは，続いて『自我とエス』[5]においてメランコリーについて論じている。この流れの中で，解明されたうつ病の精神力動は，無意識的対象喪失，口愛期への欲動退行と自己愛的同一化，口愛期サディズム（攻撃性），自我と超自我の葛藤としてのうつ病，抑うつと強迫との類似性と相違，の5点に集約される。

　まず第1の無意識的対象喪失とは，うつ病を引き起こすのは対象喪失を本人が意識していない場合だということである。『悲哀とメランコリー』において，フロイトは，「患者は，誰を失ったかは知っているが，それについて何を失ったかは知らないのである」「メランコリーはなんらか意識されない対象喪失に関連し，失われたものをよく意識している悲哀とは区別される」と述べ，正常な悲哀と病的な対象喪失の違いを明確にしている。

　第2に，その際リビドーは口愛期に退行し，対象から離れたリビドーは，捨てた対象と自我の同一視のために使われる。その結果，自分と愛情対象の葛藤は，自己批判と同一視によって変化した自我との分裂に至る。対象愛は，困難に出会うと自己愛に退行するため，対象との自己愛的同一視が対象愛の代わりになり，対象へのリビドー備給は放棄されないのである。ここにうつ病特有の対象へのしがみつきが起きるのである。

ついで，第3に，うつ病の自己処罰傾向や罪悪感は，対象に対する攻撃性が内向する結果だと理解される。すなわち，対象との自己愛的同一視により，自己処罰という形をとって対象に復讐し，サディズム的満足を得るのである。結果，自分の憎しみが対象を破壊することにまつわる罪悪感というアンビバレンスに苦しむのである。

第4は，フロイトは『自我とエス』において再びうつ病に言及し，「破壊的成分が超自我の中に巣食っていて」，自我に対し，無慈悲にサディスティックに振舞うと述べている。すなわち死の衝動によって支配された超自我と自我の葛藤がうつ病を生起する精神力動だということが強調されている。

第5に，愛の対象へのアンビバレンス，非常に強い罪悪感，あるいは発達上肛門期的傾向を有するなどの点で，抑うつと強迫はきわめて類似しているが，前者において，超自我の怒りの向く対象は，同一視によって自我のうちに取り入れられているのに対し，後者の場合，それは自我の外にとどまっている。つまり，抑うつ者の自我は，罪悪感にまったく抵抗しないのに対し，強迫神経症者の自我は罪悪感を不当なものとして扱い抗議するのである。精神性発達において強迫は，対象の保持や支配といった肛門期への退行があるわけだが，抑うつは口愛期に退行する，すなわち対象は全面的に自我の内部に取り入れられるということになる，という点で違いがある。

ところが注目に値するのは，このような概念化を行いながら，フロイトは，もう一方で，メランコリー性うつにおける一次的な自我の貧困化について言及しているという事実である。この考えは，上に述べた攻撃性の内向によるアンビバレンスや超自我と自我の葛藤を解決しようとする試みから起きる二次的な自我の制止という概念化と矛盾するのである。すなわち，うつ病において，理論的には，自我の障害は一次的か二次的かという課題，そして技法的には古典的技法の修正展開という課題が，次の世代に残されたのである。

2. その後から現代

フロイト時代の精神分析的実践とフロイト以降のそれとを比べた場合，最も異なる点は，精神分析的営みの中で，転移を通して，対象喪失と喪の仕事がテ

ーマになっていることである。そして，精神分析諸学派に共通した理論的枠組みとして対象関係論が位置づけられるようになった。その際，臨床の対象となったのが，ひとつはスキゾイドや境界例といった重症人格障害であり，もうひとつがうつ病である。たとえば，M. クラインのスキゾイド機制[15]は躁うつ病と統合失調症の治療経験に基づいて解明されたということを想起されれば，わかりよいであろう。

精神分析は，転移を通して精神病理を理解しようとするのであるから，そこで得られた知見は，記述的な疾患分類とは必ずしも一致しない。うつ病に関してはこの傾向がひときわ目立つのである。精神分析からみると，「うつ病」はいわゆる大うつ病などのDSMの類型化だけではくくれない広範囲の問題を含んでいる。治療者への二次的な同一化を基盤とした治療同盟を作ることによって患者の苦痛を和らげ治療がスムーズに進行する場合から，そもそもそのような成熟した同一化が困難な場合まで多様である。

しかし，フロイト以降，多くの精神分析家は，うつ病における特殊な転移の観察に基づいて**自我そのものの弱さ**を主張している。この**自我の弱さ**が，過剰な破壊衝動によるのか，神経生理的な基盤によるのか，対象関係の発達の問題なのか，といったことが主要な論点となっていった。そうした分析家たちはほとんど同時代に互いに対話を重ねながら，それぞれの概念化を発表しているので，誰が最も早くそれを主張したかという問いは適切ではないが，思考の流れに沿って4つの概念を描出しようと思う。

(1) 自我欠損説：無力な自我と技法の修正

E. ビブリング[2]は，うつ病における自尊心の低下は，超自我と自我の葛藤によって起きるのではなく，一次的な自我の無力さによって引き起こされるということを明確化した最初の人である。彼は，高度に備給された自己愛的切望と自我がそれらの切望に沿うことができないという（現実的であれ空想的であれ）無力さと無能力さに自我が急激に気づくことによって，無力という構造化された幼児期自我状態が再活性化されうつ病が起きる，という。そして，このような無力な自我という素因は，最早期の発達において対象を求める自我のニーズに環境が適切に応答しないときに形成される，と考えた。

この考え方は，治療関係において患者は常に強烈な無力感や無能力感を感じつつ，なおも治療者を求め続けるという根源的なジレンマにどのように対応するかということが，うつ病治療であることを明示しているように思われる。

　彼の理論は，精神病理が特異的な葛藤（たとえば超自我と自我の葛藤）によって起きるだけでなく，発達的欠損（英語の文献では，deficit, defect, deficiencyという用語が十分に定義づけされないまま用いられている。本論文では欠損という用語を用いることとする）で起きること，しかもそれは対象関係における対象への落胆と幻滅に続いて二次的に起きるということを明らかにした点で，当時においては大胆かつ新鮮であった。彼の欠損理論は，もともとはナルシズム論でフロイトが導入した脱備給論（対象への備給が自己に向け変えられることにより自己への愛着が強化される）に発しているが，本能の力だけでなく，適応的な発達において自我の弱さを形成する共同の要素として環境要因を強調しているところに特徴がある。

　この考え方の流れは現在に至るまで，うつ病論だけでなく精神分析的精神病理学において広く遍在しているとみてよい。

　たとえば，D. W. ウィニコットは[23]，母性的養育の不全により，乳児への侵害が起き，偽自己が形成され，超自我形成の失敗が起きるという。M. バリント[1]の基底欠損も欠損理論のひとつである。この流れにおいて重要なことは，理論の変化にあるというよりも，ウィニコットの「holding」[23]のように技法の修正がなされた点にある。

(2) 心身相関説：精神病的同一視と自他の融合（統合的アプローチ）

　さて，うつ病の精神分析にジェイコブソンは大きな貢献をしている[7]。彼女は，まず神経症レベルの抑うつと精神病的な転移を起こす境界例から精神病レベル（ここには躁うつ病も含まれている）の抑うつの区別を強調する。後者において，彼女は自我の一次的な欠損理論をさらに推敲して，自我組織内部において自己表象と対象表象への情動エネルギーが容易に移動するために，表象レベルにおいて自他の融合と分離が頻繁に起きること，その移動にしたがって安全，抑うつ，高揚といった気分の変動が起きることを明らかにした。そして，この意味における自我の弱さの基盤に体質的な神経生理学的過程があることを

強調している。すなわち，彼女はうつ病は他因子が関与している心身相関説を唱えているのである。

彼女の貢献は，こうした理論的明確化だけでなく，うつ病の精神療法に関する彼女の豊富な経験に基づいた知見を次々に発表したことである。それらのすべてをここで紹介する必要はないが，うつ病に対する長期間の精神分析の治療過程を4つの時期に分けて示したことは，現代でもなお治療を概観するために大変有益である。

第1の時期は，見せ掛けの転移が形成される時期で，理想化と否認が優勢である。患者は，改善したという主観的感覚をもち，しかし客観的には明確な成果は達成されていないという事実を否認するのである。筆者が，かなり長期にわたって精神療法を行っていた双極性うつ病の女性患者は，精神療法開始後きわめて速やかにうつ状態から回復した。彼女は休むことなくセッションに通い，とても活発に連想し，治療者の介入には常に感謝の念を表した。このように治療はうまくいっているかにみえたが，何か内的変化があったわけではなかった。日常生活について聞くと，必ずしも対人関係が変化したわけではないことがすぐにわかるほどであった。このように「よくなっていない」という事実について語りながら，それでもなお，彼女は，主観的には治療がうまくいっていると主張し続けたし，治療は必ず成功すると信じていたのである。この理想化と否認は，彼女の現実的都合により治療体制の変更を余儀なくされるまで3年間続いたのである。

第2の時期は，隠れた陰性転移とそれに伴う陰性治療反応の時期で，抑うつ的になったりもっと重篤な状態を示したりする。患者は治療者にべったりと依存的になりマゾキスティックになるが，同時にサディスティックにもなる。すなわち，治療者に服従する代わりに不可能なことを治療者に期待するのである。そして治療者の無意識の罪悪感につけ込んで揺さぶりをかけてくる。期待通りの反応を治療者から引き出そうとしたり，反対に怒りや厳格さを喚起しようとするのである。したがって第1期とは様相が異なり，治療者は患者から向けられた期待に沿うことができないという無能力感や過剰な期待そのものに対する怒りなどに支配され，治療過程はひどく難渋するのである。

第3の時期は，危険な取り入れと自己愛的引きこもりがみられる時期である。

治療者という対象を取り入れ，空想上も現実的にも，それに没頭するのであるが，この防衛機制は自分や治療が建設的になり成功したりするのではないかと感じると，たちまち自分が死んでしまったり，空虚になってしまうという恐怖が起きるということに動機づけられているのである。

これらの複雑な転移に対し，治療者は根気強く関与する態度を続けていくことがこの状況の変化に役に立ち，第4期に入る。そこでは，転移解釈が可能になり，それを通した空想の解釈ができるようになり，ゆっくりとではあるが建設的葛藤解決がすすむのである。

ジェイコブソンは，うつ病の精神分析において，治療者の情緒的態度の価値を強調している。患者の気分水準にフィットした柔軟で自然な対応，そして温かい理解のある態度と患者が向ける悪意に対する適切な分析である。こうした彼女の主張は，治療者が逆転移をもちこたえ，行動化はしないが温かさを提供し続けるという意味を含んでいるが，この意味で彼女は明らかに古典的技法の修正を提唱しているのである。彼女は，同時に夫婦や家族へのアプローチも重視しているなど，彼女のうつ病治療は非常に広範な統合的アプローチを構想していると考えられる。

(3) 葛藤説：自己愛的対象関係と投影同一視・躁的防衛

M. クラインは徹底的に葛藤理論[13,14]を推稿することにより，うつ病の精神力動を解明した。彼女は，抑うつ不安の克服が人間の精神的健康をもたらすと考えていた。フロイトにとって「喪の仕事」は終わるものであるが，クラインにとっては，それは生涯かけて克服するものであった。彼女は，躁うつ病の精神力動は抑うつ不安とそれに対する躁的防衛であること，対象関係はなお部分的な対象関係にとどまっていることを明らかにした。すなわち，自分の攻撃性がよい対象を傷つけたり死なせたりしたのではないか，という罪悪感，喪失感，後悔，抑うつなどからなる抑うつ不安をもちこたえて，積極的によい対象との取り入れ同一化が起きるならば，部分的な対象関係は全体対象関係へと統合され，自我は対象への感謝と思いやりをもつことができ，象徴機能や想像する能力が熟成される。しかし，この不安に耐えられないとき，躁的防衛を使い，対象を万能的にコントロールするのである。

このあたりの精神力動を，H. シーガル[21]は次のような文章で生き生きと描いている。

「正常の喪失では，失われた対象は心の中で生きた仕方で保たれているが，喪に服する者は，それが現実には不在であることに気づいている。しかしもし喪失が，自分の身体の内部に死体が具象的に存在する感覚に通じるならば，喪の過程は進むことができない。現実の死体を生き返らせることができないのは，糞便をミルクに戻せないのと同様である」

躁的防衛は，万能感にみちた対象の支配，軽蔑，対象に対する勝利感などから成り立っていて，自他の分離と分化すなわち対象喪失や対象への依存を否認するのである。この過程において患者は，自分のサディズムを理想化するという空想にふける。クライン[15]は，この対象に対する万能的コントロールに関連して，投影同一視という防衛機制を見出したが，続いて，シーガル[20]は，躁的防衛は，分裂，投影同一視，否認，理想化といった原始的防衛機制から成り立っているかなり安定した病理的構造をもっていることを明確化した。

フロイトの自己愛同一視において取り入れ同一視の側面が強調されているのに対し，クライン－シーガルは投影による同一視を主張している点に斬新さがあったし，技法的な進展をもたらした。すなわち，このような悪意に満ちたサディスティックな自己愛的対象関係は，治療者に対して即座に転移される傾向があり，治療者はそうした内的対象関係の役割をとらされてしまうのである。したがって，このような対象関係は治療に対する最大の抵抗となるために，治療者はセッションの流れの瞬間瞬間において，即座にこれら変転する病理的対象関係を把握し解釈する必要がある。「今ここで」の対象関係を徹底的に探求するのである。こうした技法論の基礎に，W. R. ビオンのcontainer-containedモデルや妄想分裂ポジションと抑うつポジションはPs↔Dという力動記号で表現されるように，セッションにおいて患者はその両者の間を揺れ動いているといった治療技法論の影響があるのはいうまでもないであろう。

現代のクライン学派でうつ病の治療技法に貢献しているJ. スタイナー[22]は，投影同一視によって一度は喪失した自己の一部を再獲得するためには，対象を断念し，対象を悼むことが必要であり，この喪の過程において投影同一視は自分に戻り自我は豊かになり統合されるととらえている。そして，この喪の過程

は，対象喪失の恐怖の段階と対象喪失の体験の段階という2つの段階があるとしている。第1段階では，治療者のコンテイナーとしての機能が重要だが，第2段階では，何が対象に属し，何が自己に属するかを認識すること，すなわち対象を断念し，（対象の断念は自分の具象的な死を意味するがゆえに）自分の無力さを知る苦痛に直面しなければならないと述べている（ちなみにこうした臨床経験に基づいて彼は病理的組織化という概念を提唱しているが，詳細は彼の著書『心の退避』を参照してほしい）。このような現代クライン学派の治療技法的考え方は，1つのセッションの動きをミクロにみるならば，ジェイコブソンのいう4つの段階の精神力動は段階を追って出現するのではなく，それらは1つのセッションでも織りなしていて瞬時にある力動から別の力動へとシフトしているととらえるというところに特徴があるといえる。

(4) 脱備給説：死せる母親と移行空間

さて，ビオンやウィニコットの流れをくんでいるA. グリーン[6]は，うつ病に関連して「死せる母親」（dead mother）という概念化を提唱した。彼は，うつ病患者との精神分析において治療が進行すればするほど，患者は主観的には空虚さを体験するという奇妙な逆転現象が起きることに気づいた。そこにおいて，依存しているのは患者ではなく分析家であり，患者の活動は自分のためではなく，分析家のために分析家に解釈する機会を与えるためになされているという状況が生まれる。しかも，この状況で分析家は治療に失敗するのである。それは，まるで，患者は自分の死を育てるために生を生きているようである。この観察から，彼は，うつ病の基盤には，原初的母性的対象からの徹底的なリビドーの脱備給の結果，無意識の中に痕跡として残った「心的な穴」があり，ついで弱体化したリビドーによって自由になった破壊衝動が，心的穴に再備給されるために動員される結果，憎しみが表出される（つまり憎しみは二次的反応の結果である）という，彼独自の脱備給論を唱えた。彼は，このような原初的対象を「死せる母親」とし，そこで起きる喪失をblank mourningと呼んだ。すなわち，抑うつポジションにおける対象喪失は，破壊性を伴う去勢不安を引き起こすがゆえにそこには「血」の色があるのに対し，自己愛的なレベルにおける対象喪失はただただ空虚であり，血の色がないからである。ここでいう喪

失は，実際の対象喪失とは限らず，比喩的レベルにおける喪失であるが，少なくともこの状況で乳幼児の心は生き生きとした母親からの情緒応答性を喪失するのである。

　この考察で彼は，抑うつ患者に対して，第1に憎しみの解釈をもっぱらにする古典的な精神分析技法あるいはM．クラインの技法（現代クライン学派ではなく）を批判し，転移のなかで愛情の変形を十分認識した技法を強調している。すなわち治療において，患者は死せる母親を覚醒させようとしてケアする。もし，この試みが成功し死せる母親が生き返ると，彼女は再び患者を捨て，自分の関心事に没頭し，別の対象に向かう，その結果，患者は2度目の喪失という災難を蒙ることになる。したがって，死せる母親を生き返らせようという患者の願望は極度なアンビバレンスを惹起することになる。第2に，分析設定における移行空間の生成とそこで生き続ける分析家という対象が患者に生気を与えるという。したがって，分析的介入の目的は患者の洞察ではなく，二人の間の移行空間の生成と生き生きとした関係の生成なのである。

Ⅴ　精神分析的治療の観点からの要約

　以上に述べてきたところを治療的観点から要約してみる。
　まず第1に，気分障害の精神分析的精神療法を実施する場合，単独で行うのは大変難しいので，少なくとも主治医と精神療法を行うものと役割分担をする必要がある。主治医は，精神医学的なマネージメントや薬物療法を行い，精神療法の維持の支持につとめる。境界人格障害のようなあからさまな対人操作がない場合は，主治医と精神療法担当者はそれほど密接に連携しなくてもよいであろうが，両者共に，精神療法担当者が自分の作業に没頭できるような治療環境を設定し続けるという感覚をもつことが必要である。主治医は，必要に応じて配偶者や家族へのアプローチをする。
　すなわち，情緒的な成長を促進するような治療環境を設定し，維持し続ける努力あるいは治療を構造化する努力といってもよいが，そうした態度が最も重要な技法なのである。

第2に，フロイト以来現代に至るまで理論的変遷はあるものの，転移の焦点は自己愛的対象関係である。あるいは病的な二者関係といってもよい。これに関して，筆者は次の2つのことを明確化したいと思う。

1. 陰鬱なしがみつきと境界形成の絶え間ない努力

　うつ病の特徴は，対象への特殊な形の依存である。「しがみつき」といってもよいが，境界人格障害や自己愛人格障害にみられるようなあからさまな「しがみつき」とも違い，長い時間を経て理想化や否認が減少して，陰性反応が表出されて初めてそれと気づくか，もしくは治療者の持続的な内省によって初めてわかるような空虚で陰鬱なしがみつきである。ジェイコブソン[7]はうつ病患者の対象へのしがみつきを以下のように述べている

　「特異的なことは，抑うつ患者が愛し働く能力の喪失を回復するのに，愛情対象からの過剰ともいえる魔術的な愛情の力を借りようとする，ということである。あるメランコリー患者は，愛情は私にとって酸素なのです，といった。そのために，彼らは変転する防衛手段を使う。そして，外界からのそうした助力を得ることができていないと，愛情対象，さらには対象世界からさえも身を引いて，自分の内側での戦いを続けるようになる」。したがって，分析の過程で，分析者が中心的な愛情対象と抑うつ葛藤の中心になることは必至なのである。このようにジェイコブソンは愛情を求めるために患者は治療者にしがみつくことを強調した。このリビドーの力は弱体化し，抑うつを構成する源泉になっているが，同時に我々治療者が彼らから冷淡さ・空虚さだけでなく，わずかではあるが愛情を感じとることができるゆえんになっている。

　しかし，筆者は，この必死に外界対象に保護を求めるしがみつきは，愛情希求－理想化によるだけではなく，「ひたすら自分を維持しようと努力する動き」そのものに動機づけられていると考えている。もしこの動きを止めると，彼らはまったく統制されていない主観的な感覚，すなわち，無秩序，無意味，破局，消滅，名前のない恐怖，空虚，無力感と無能力感といった，空白の世界に落ち込んでいく恐怖をもっているからである。サドマゾキスティックな関係でもないよりよいのである。この対象関係の様式について，T. H. オグデンは[18]，最も

原初的なレベルにおける主体と世界とのかかわりに関するE. ビック，D. メルツアー，F. タスティンらの研究を基礎に，抑うつポジション，妄想分裂ポジションに加え，自閉接触ポジションとして公式化している。自分を維持しようということは，自分について自分という境界を形成しようとする動きのことであり，この境界は動きを止めると消えてしまうような，すぐれて主観的，力動的な感覚の形（硬さや柔らかさ，圧力感などの皮膚の接触感覚）であって，そうした感覚をもつ限りにおいて安全感を感じることができる。こうした境界をE.ビック[3]は第2の皮膚形成と呼んだのである。

こうしてみると，うつ病患者の治療者へのしがみつきという現象は複雑な精神力動から成り立っており，そこでは，適応的な強迫的コントロール（抑うつポジション），病的投影同一化による万能的コントロール（妄想分裂ポジション），対象との接触による第2の皮膚形成の動き（自閉接触ポジション）という3つの体験様式が複雑に織りなしていると考えられる。したがって，治療者はまずもってこのしがみつきという動きの意味を把握し，それが防衛している抑うつ不安，被害的不安，無力感について考え，想像する必要がある。この姿勢はcontainingといってもよいであろう。

2. コミュニケーションにおける言葉の無力と可能性空間

多くの分析家は，うつ病患者は自分を言葉で語らないという困難を経験している。何か新しい考えが創造されるような自他が対話する情緒的コミュニケーションが成立しないのである。筆者がコンサルテーションをした症例（単極性大うつ病）を紹介する。

> 症例

患者は，30歳代の有能な男性会社員である。彼は，主治医から薬物療法を受けながら，別の精神科医に精神療法を受けていた。数カ月の治療で彼は仕事に復帰できるまでに回復した。治療初期にはかなり積極的に連想していたが，次第に彼は，精神分析で話をしてもなんら役に立たないと述べるようになっていった。そのころのあるセッションで彼は次のように述べた。

「自分の気持ちや感じていることを人に話すということが，話したいと思うことが習慣としてありません。話したからといってどうなるのでしょう。人に相談するのは，考えを共有するというよりは自分が一方的に押し付けている。自分から本当に助けを求めたり，力を貸して欲しいということがほとんどありません。相談したからといってどうなるものでもない。治療に来ているといっても，感覚としてはこの時間を生活の中に組み込んでいるだけなのです。無感覚なのです。わざとそうしているのではありません。仕事をし，生活をし，ここへ来ているのは当たり前で，特別なことをしているわけではないのです。そこから少しでも外れてしまうと，それ以上に自分はだめだという感覚に陥るのです。だから仕事もやめられないのです」

しかし，その態度は決して冷たいわけでもなく，拒絶的でもない。ただひたすらそのように話しているのである。治療者は次のように介入した。「自分が頑張っている，一生懸命やっているということを認めると，自分の芯が崩れてしまうのでしょう。そして生きてはいけないと感じるのでしょう」

患者は次のように応えた。「認めないことが，今生きていくために必要なのです」とにべもなく否定した。

治療者はこのやりとりを通じて，以前感じていたような触れ合うという感覚がなく，治療者としてまったく役に立っていないと感じていた。

コンサルテーションを通して，この鋭敏な治療者は次のようなことに気づくことができた。治療者は，治療者として効果的であろうとして有効な解釈をしなければならないという考えにとらわれ，自分の内面に起きている出来事から関心をそらしていた。このことに気づいた治療者は，患者と二人でいたときの体験を思い出した。治療者は，ハリネズミの針が外ではなく内に向いているようで，抱きしめると患者の針が患者を傷つけることを恐れていた。同時に，治療者は，二人は溶媒の中にいて，離れていて，それぞれが無力感や無能力感を感じているが直接コミュニケートせず，しかし互いの振動だけがコミュニケートしているようだということを言葉にすることができた。治療者は，この患者との関係にかすかな希望を感じることができたのである。

うつ病患者との精神療法では，治療者と患者の二人は息が詰まるような，そ

して何も考えが生まれてこないような空間のない状況に陥ることがまれではない。この意味で，筆者は上述したグリーンの移行空間という考えに同意したい。同じような概念化をオグデンもしており[17,18]，彼は分析状況において可能性空間をこじ開けるいくつかの技法について述べている。

　筆者は，このような状況において，治療者が，患者の中に抑うつポジションすなわち期待や希望を感覚しようと努めること，そのためには自分の中に起きる無力感や無能力感という逆転移を回避することなく，あるいは行動化することなく，そういう感情をもちこたえることが，そうなって初めて意味のある言葉が生まれてくると考えている。

VI　ひとつの治療モデル－症例の断片－

　これまで検討してきたことを念頭において，約6年継続した症例の最初の2年間について提示する。なお，症例の記述については，相互関係や治療者の主観性を強調するため，「筆者」あるいは「治療者」という言葉ではなく「私」という言葉を使用することにする。また注）で記したことはこの論文を書いているときの事後の意見である。

症例

　症例は30歳代前半の女性であり，大うつ病のカテゴリーに入るが，もっと深刻なのは反復する自殺企図であった。

　彼女は「言葉は役に立たないと考えている人」であった。ひどく寡黙で，精神療法を拒んでいたが，一般外来には几帳面に通ってきた。私が彼女と出会ったのは，彼女が深刻な自殺企図で救急外来に運ばれてきたときであった。私は，精神療法と，家族をも交えたマネージメント，入院治療が必要だと考えていた。それを，本人と両親に伝えていた。両親は私の提案に協力的だったが，彼女は婉曲に「いいです」と言って拒否し，不眠の薬物療法だけに同意した。それは，決して強い口調ではなかった。しかし，私は部分的にだが，それに逆らえないものを感じた。同時に，彼女は言ったことは守る人なのだろうとも感じていた。

というのは，救急外来における最初の出会いの際，彼女がかろうじて述べた一言が私には印象深かったからである。病歴を聞いたとき彼女は「以前にも自殺企図をした」と答えた。そのときの対応を聞くと，「ある精神科に通ったが，そこで数回でいいでしょうと言われた」いうことを彼女は語っていたのである。そのとき，私は，その精神科医が彼女の問題を深刻に考えなかったことに対する彼女の不満をわずかに感じとることができた。同時に，私は，言葉にはならない，彼女の治療への期待を感じていた。おそらく両親も私と同じような考えだったのかもしれない。両親は彼女の言い分に同意し，しかし必要と感じたときはいつでも両親が私の外来を受診するか私に連絡をするということになった。

　一般外来での長い期間，私はこの治療が何か変化をもたらすとは思えなかったが，彼女の日常生活や心身の状況にできるだけ積極的な関心をもつように心がけた。彼女が治療に参加しうるような状況を作り上げることを試みていたのである。その結果，ごく限定されてはいたが，彼女に関する情報を分かち合えるようになった。しかし，何が彼女を自殺企図に駆り立てたのか皆目見当がつかなかった。

　1年を超えた頃，彼女は「精神療法はまだ必要か」と私に尋ねた。私は「必要だ」と答えた。彼女は「ならばやります」と言った。なぜ彼女が決心したのか，その直接的動機について私は皆目見当がつかなかった。しかし，私はあえてそれについて尋ねないことにした。なぜなら，おそらくこの段階で，その動機を二人で探求する作業よりも「まずはやってみる」ことが重要なのであり，精神療法過程の中でそれは探求されるべき課題になるだろうと考えたからである。ただ，彼女が部分的にせよ，「彼女との治療に関する私の考え」に同意したのだろうということはわかった。私は，精神療法のやり方について説明したとき，対面法でも寝椅子でもよいと伝えたのだが，最初彼女は寝椅子を選んだ。しかし，当時私が精神療法に使える時間は限られていたので週1回とした。

　初回のセッションの際，私は彼女がどの程度連想するのか気がかりだったが，彼女は私が予測した以上によく話をした。といっても小声でぼそぼそと連想する程度であった。彼女は，「どのようになったら治ったというのですか，その境目はどこですか」「もし，そうでないのに，私が死んだりしないとか，人と付き

合える，とか言ったらどうするのですか」と質問した。そして「実際はまだ死のうとする気持ちがあるし，大勢の人の中にいるのが怖いのです」と言った。

　これを聞いて，私はかなり困惑した。直接彼女の質問に答えたなら，単純で直線的な事実のやりとりになるだろうし，反対に何も答えなかったら彼女の存在を無視することになるだろうと思ったのである。最初から進退窮まった感じがした。私は，彼女の問いを反芻しようと試みた。そこで明瞭に浮かんできたのは，彼女は私という対象にしがみついている，同時にそのしがみつきの中に彼女の律儀さを私が感じているという私の考えであった。そして彼女の質問が，私の精神分析についての基本的な考えに対する真剣な問いかけだとも考えた。そこで，私は次のように答えた，「確かに私にはもしあなたが不正直だったときそれを完全に見抜く力はない，しかし私はあなたはこうだと断定するようなことや私の言いなりにすることには関心がない，実際私とあなたの間で一致とか不一致といったことは絶えず起きるでしょうし，そのときの気持ちに私は耐えることはできるでしょう」，さらに「あなたがこの治療に本気で取り組もうとしていて，互いに信頼するとか信用するという問題について真剣に考えていると思う」と，私は付け加えた[注1]。彼女は「自分は常に人に裏切られるのではないか，人は私をいいとは思っていないのではないか，と思っている，それがまた態度に出て，悪循環になるのです」と連想し，続けて中学生の頃いじめにあった話をした。その話は残り時間中続いた。私は「あなたはこういう話をしていてもどこかでは私に裏切られるという不安があるのでしょうか」と聞いてみた[注2]。彼女は，それを否定し，「いやなことを思い出してしゃべることがただつらいのです」と言った。私は，いじめの話を興味をもって聞いていたという私の行為について，私が彼女に対し非常にサディスティックな行為をしてしまったのではないかという後味の悪さを感じたままこのセッションは終わった。

　次のセッションは何も思い浮かばないという彼女の言葉で始まった。そしてずっと沈黙していた。30分くらいして彼女は，「人と会うのが怖いというのは

注1) ここで治療者は，彼女との意見の違い，信頼に対する不信やそれに伴う彼女の破壊性そして治療者に投影された虚しさに耐えうるということを伝えようとしているのである。

注2) このいかにも教科書的な介入は失敗であった。決め付け的で私の考えを押し付けているに過ぎず，それは対話の空間を生成することができないからである。おそらく彼女は，いじめや他者への憎しみによる悪循環にもかかわらず，人間関係を維持し，存在し続けているということを治療者に伝えようとしていたのであろう。

どのようにして治るのか。自分の思っていることを全部話したとして，話すことによってすべて解決するのか」とつぶやいた。それは決して私をあからさまに責めるような話し方ではなかったのだが，私は責められていると感じた。そして，私は，すでに私たちがサディスティック-マゾキスティックな転移的競争関係に入っていて，それは彼女との治療に関する私の万能的空想（彼女を精神療法で救済し，彼女に明るい人生を提供できるといった空想）を強化していると思った。同時に私の体験している万能的空想は，部分的には彼女自身の無力さ，無能力さとそれを防衛するためのサディスティック-マゾキスティック空想へのしがみつき，さらには「治療はかくあるべきだ」という万能的考えの反映だと考えた。私は，彼女の決して冷たくはないむしろ温かさや真剣さを感じていたが，それとは別に私は，彼女の激しい憎しみと不信に直面しているのだと思った。結局，これは私の精神分析家としての信念を問うているのだという考えに至った。私は，「この治療と私は役に立つと私は考えています，もし過去のあなたの体験と今あなたが感じたり考えたりしていることを区別することができないとしたら，そして過去の体験がまったく変化しないとしたら，それは大変な苦痛でしょう」と明確にいった[注3]。彼女は黙っていた。私は「前回つらい思いをしながらいじめられ体験について話したにもかかわらず，あなたの苦痛は変わらないので，この治療に疑問を感じたのだろうか」と尋ねた。彼女は，「話して変わるって思ってなかったので，そういう疑問はもちませんでした」と答えた。

　次のセッションで，彼女はよくしゃべった。「友人の父親が急死した，その友人の話を聞いてあげて少しは役に立ったかなと思いながらも，うまく慰めることができない，なかなか言葉で言い表せない，でも私に頼ってくることが私の役にも立っている」と言い，「なぜ自分が死のうと思うのか，なぜ完全にやめることができないのか」と自分に語りかけるように連想した。しかし，続けて彼女は「死のうとすることがどうしていけないのかどうしてもわからない」と言うのであった。このように彼女は，人間関係が互いの役に立っているとい

注3) ここで治療者は，対象喪失を否認することによって起きる苦痛は認めることによる苦痛よりもはるかに強いこと，対象喪失を認めるためには希望を内在化する必要があることを伝えている。この解釈は，患者から投影された様々な彼女の側面を咀嚼し代謝する作業から生まれたのである。

うことについて少しだけ話しながら，私が答えるのに難渋するようなひどく基本的な質問をした。この傾向は数カ月の間続いた。たとえば，カウンセリングは役に立つのか，よくなったという境界をどこで見分けるのか，この治療を続けなければいけないのか，何もかも早く終わらせたいのだ，もっとしゃべれるようになるにはどうしたらよいか，などである。私は，彼女の質問の意味について考えてみた。私が沈黙で応じても，対象関係をめぐる葛藤を解釈することで応じても，それは私のサディズムつまり逆転移の行動化になるのではないかと思った。しかし，彼女の質問はすべてが，<u>今行われている精神分析について基本的に私がどのように感じ考えているか</u>ということに関連していると思った。さらに，彼女の質問の仕方には，内容はともあれ，面と向かって彼女に応じて欲しいという他者に対する彼女の期待が込められているのだという考えにたどり着いた[注4]。そこで，私はそのつど，質問に沿って答えるようにした。

約4カ月目のセッションで，彼女は部屋に入るなり対面法を選んだ。私はそれについてなにも言及しなかったのだが，彼女はまったく普通にてきぱきと話し始めた。話の内容は，人の相談を受ける仕事を通してもっとしゃべれるようになりたいので，ちょっと危ないところだが，とりあえず相談に関連する民間施設に就職したということであった。その次のセッションも彼女は対面を選んだ。予測通りインチキな相談所なのでやめた，やめるとき脅かされたが，きちんと交渉した，という話をした。彼女の用意周到さ，力強い対応能力，そしてメリハリのある話し方に私は非常に驚いた。このような力強い側面を，彼女は私に一度もみせたことはなかったし，それを示唆するようなエピソードを両親からも聞いたことがなかったからである。私は「死にたい，元気がないあなたと，今のこうした交渉をするしっかりした強いあなたとあまりに対照的で驚いた」ということを伝えた。彼女は「自分でもこの違いには気づいている」，そして「自分があまりにも強いので，自分を責めてしまうのだと」と言うのであった。私がそのような経験はあるのか尋ねると，「それはないが日頃の積み重ねでそのように考えてきたのだ」と答えた。しばらく沈黙してから，彼女は

注4) 希望や他者に対する言葉にされた期待は，抑うつポジションにおける対象の喪失にともなう情緒であり，よい内的対象関係を維持する能力に依拠しているが，自閉接触－妄想分裂－抑うつという3つのポジションが変転する分析状況において，それらの情緒を見出すのは治療者の大きな仕事である。

「死にたい人をカウンセリングでは助けられないのでしょう」と真剣な表情でつぶやいた。私が，どうしてそう思うか聞くと，彼女はしばらく答えなかった。しかし，彼女の中で，明らかに情緒的動揺が起きているようにみえた。そして涙が落ちてきた。彼女はさめざめと泣きながら過去の自殺企図の動機にまつわる出来事について語り始めた。彼女は，過去の自殺企図において，それぞれ別の友人が自殺を成功させた後に，自殺企図を行っていたのであった。それらの友人たちは，自殺企図を繰り返し，薬物療法やカウンセリングを受けていた。彼女は，その友人たちから相談を受けたとき，助けようとしたが助けることができなかったのである。つまり，彼女の人を助けようとした試みは幾度となく失敗したのである。その後の話で，彼女は友人たちと自分は同じ病気だと確信し，その結果自分でも自分を救えないと考え絶望的になっていたと述べた。

　私は，「あなたが温かいから相談されたのだろう，あまりしゃべらないが人にそれは通じるのでしょう，その二人の人もそれがわかったのであなたに相談したのではないだろうか」と言った。彼女は黙っていた。私は，彼女が前に友人の父親のことを話していたことを思い出していた。そして「おそらくそういうことをあなたは人から言われたことがあるのではないだろうか」と言うと，それは肯定し，友人の友達が死んだときだと述べた。

　彼女が，救済願望・病者への自己愛的同一化・自己破壊衝動から構成されるかなり組織化された病理的幻想をもっていることは明らかである。彼女の現実の対人関係，職業などの分野では相当の改善を示し始めていた。このような病理構造がワークスルーされるにはさらに約4年を要したのである。

　しかし，精神療法開始半年くらいの期間に示された，私の信念を問い，質問を繰り返すという彼女の行為は，万能的でサディスティック－マゾキスティックな要素だけでなく，私との精神分析的関係に関する彼女の体験（虚しさと無力・無能力感に脅かされている関係でもある），つまり彼女の自己を支えるために不可欠な要素を含んでいたといえる。そして私は彼女とのセッション中，常に身体全体に加わるある種の圧力を感じていた。私が彼女の質問の意味について考え，具体的に私の言葉で応じるという過程は，私が次第に彼女の人生に慣れ親しみ，彼女のために感じ，話をするという，必然的なある反応共鳴が私

の心の中に確立された過程でもある。そして同じ過程が彼女の中でも起きていたと考えることができる。これは投影同一化の解釈と取り入れ同一化の過程という側面だけでなく，息が詰まるような密接な二者関係や役に立つか役に立たないかというアンビバレンスを超えて，言葉が紡ぎだされるような空間の生成の過程という側面がある。

このことによって，彼女は無能力感・悲哀・落胆・怒り，そして共感・希望を自分の言葉で体験する能力が芽生えてきたと考えられる。それは，私の言葉・彼女の言葉で示されるように，二人の心が独自の境界をもちながら，相互に浸透するという過程だともいえる。

VII おわりに

気分障害の精神分析は非常にチャレンジングな領域である。この小論で示したように，技法の改善や理論の遂行をしながらこうした臨床的努力は営々と続けられている。気分障害という広いスペクトラムをもつ障害には，精神分析ないしは精神分析的精神療法の適応ではないケースから明らかな適応であるケースまで様々である。しかし，わが国の現状では，言語化能力があり訴えが多いと精神療法に依頼されるというケースが大変多い。たとえば，非常に悪性の自己愛をもつ演技性人格障害が気分障害を合併して，一見言語化能力があるようにみえるため精神療法に依頼されるようなケースは，治療が難しく極端に長期化することが少なくない。反対に，提示した症例のように寡黙な人は精神療法に依頼されないだろうし，一見正常であれば精神科治療も短期で終わってしまうであろう。

確かに，気分障害の精神分析的精神療法は理論的にも技法的にも複雑であり，実践するためには相当のトレーニングが必要である。そうではあるが精神分析の観点からの気分障害ないしはうつ病論が一般臨床精神科医の間にもっと浸透してもよいのではないかと考えている。この意味で本論が多少なりとも貢献できることを願ってやまない。

□ 文　献

1) Balint, M.: The basic fault - Therapeutic aspects of regression. Tavistock, London, 1968.（中井久夫訳：治療論から見た退行－基底欠損の精神分析．金剛出版, 東京, 1978.）
2) Bibring, E.: The mechanism of depression. In: (ed.), Greenacre, P. Affective disorders. International Universities Press, New York, 1953.
3) Bick, E.: The experience of the skin in early object relations. In. J. Psychoanal., 49; 484-486, 1968.
4) Freud, S.: Trauer und melancolie. 1917.（井村恒郎訳：悲哀とメランコリー．著作集6. 人文書院, 東京, 1970.）
5) Frued, S.: Das Ich und das Es. 1923.（小此木啓吾訳：自我とエス．人文書院, 東京, 1970.）
6) Green, A.: On private madness. International Universities Press, Madison, 1986.
7) Jacobson, E.: Depression-comparative studies of normal, neurotic, and psychotic conditions. International Universities Press, New York, 1971.（牛島定信訳：うつ病の精神分析．岩崎学術出版, 東京, 1983.）
8) 岩崎徹也：精神療法．大熊輝雄編：躁うつ病の臨床と理論．医学書院, 東京, 1990.
9) 岩崎徹也：思春期・青年期の抑うつ－精神分析の立場から－．思春期青年期精神医学, 4(2); 159-165, 1994.
10) Kernberg, O. F.: Borderline conditions and pathological narcissism. Jason Aronson, New York, 1975.
11) Kernberg, O. F.: Severe personality disorders. Yale University Press, New Haven, 1984.（西園昌久監訳：重症パーソナリティ障害．岩崎学術出版, 東京, 1996.）
12) 日本精神分析学会第30回大会（1984）シンポジウム「躁とうつの精神分析」：精神分析研究, 29(1); 1-46, 1985.
13) Klein, M.: A contribution to the psychogenesis of manic-depressive states. In: The writings of Melanie Klein, Vol.1. Hogarth Press, London, 1935.（安岡誉訳：躁うつ状態の心因論に関する寄与．メラニー・クライン著作集3. 誠信書房, 東京, 1983.）
14) Klein, M.: Mourning and its relation to manic-depressive states. In: The writings of Melanie Klein, Vol.1. Hogarth Press, London, 1940.（森山研介訳：喪

とその躁うつ状態との関係. メラニー・クライン著作集3. 誠信書房, 東京, 1983.)
15) Klein, M.: Notes on some schizoid mechanism. In: The writings of Melanie Klein, Vol.3. Hogarth Press, London, 1946. (狩野力八郎, 渡辺明子, 相田信男訳:分裂機制についての覚書. メラニー・クライン著作集4. 誠信書房, 東京, 1985.)
16) 西園昌久:精神分析学的研究. 大熊輝雄編:そううつ病の臨床と理論. 医学書院, 東京, 1990.
17) Ogden, T. H.: The Matrix of the mind - Object relations and the psychoanalytic dialogue. Jason Aronson, New York, 1986. (狩野力八郎監訳, 藤山直樹訳:こころのマトリックス-対象関係論との対話. 岩崎学術出版, 東京, 1996.)
18) Ogden, T. H.: Subjects of analysis. Jason Aronson, New York, 1994. (和田秀樹訳:「あいだ」の空間-精神分析の第三主体, 新評論, 東京, 1996.)
19) 小此木啓吾:現代精神分析の基礎知識. 弘文堂, 東京, 1985.
20) Segal, H.: Introduction to the work of Melanie Klein. Hogarth Press, London, 1973. (岩崎徹也訳:メラニー・クライン入門. 岩崎学術出版, 東京, 1975.)
21) Segal, H.: Phantasy and reality. 1994. In: (ed.), Schafer, R. The contemporary Kleinians of London. 1997. (福本修訳:空想と現実. 現代クライン派の展開. 誠信書房, 東京, 2004.)
22) Steiner, J.: Psychic retreats - Pathological organizations in psychotic, neurotic and borderline patients. Hogarth Press, London, 1993. (衣笠隆幸監訳:心の退避-精神病・神経症・境界例患者の病理的組織化. 岩崎学術出版, 東京, 1998.)
23) Winnicott, D. W: Playing and reality. Tavistock, London, 1971. (橋本雅雄訳:遊ぶことと現実. 岩崎学術出版, 東京, 1979.)

特別寄稿

診察室での軽症うつ病の臨床研究

笠原　嘉

I　30年前の自著論文を読んで

　このところ，光栄にも，木村敏氏との30年前の共著「うつ状態の臨床的分類」[6]について再論を求められることが二度ほどあった。2002年の『精神科治療学』の特集「うつは変わったか－評価と分類」[11]と，2005年の『精神経誌』の「潮流」[12]である。その結果，もともと回顧的になるのを好まない筆者だが，否応なく昔自分の書いたものを読み返す機会を得て，三つばかり感想をもった。

　第一は，5～10年後に発表され世界を席巻し汎用されているDSMやICDとは「異なる原理」の臨床分類もまた，臨床家に（研究者にはいざしらず）必要ではないか，という感想だった。

　われわれの発表した分類の原動力は1920～70年の間の欧州と日本の精神病理学の業績だった。この間は精神病理学の歴史のなかでもちょっとした高揚期だったかもしれない。1980年以後，それがあまりにも急速に力を失ったことは残念というほかないが，本巻に目を通してくださる精神病理学徒の前でなら「異なる原理」を列挙することも許されよう。次の6項目にまとめられる。

① ICDやDSMが目指すように「だれでもがどこでも使える」のではない。臨床経験を積んだ専門家しか使えない。公衆衛生学的に精神医学疾患の全貌を視野にいれるのではなく，躁うつ病，統合失調症，不安障害などと概ね各論が対象になる。
② チェックリストによるのでなく「理想型」「範型」（Weber, M.）を中心において診断する。多少とも直感診断を利用せざるをえない。これは後に述べる精神科臨床における「全体視」と関係する。
③ フランスのJanet, Eyの心理力水準説・階梯説を援用し，一型ごとに軽症から始まって重症に至る4つのステージを置いた（表1）。
④ DSMやICDのように原因論を完全には排除しない。DSM もそうしているように，もとより脳器質論は残す。後に残る内因性 vs 心因・環境因性の区別を克服しようとしているものの，しかし精神医学に1世紀以上の歴史のある内因概念や心因概念を（DSMのように）いさぎよく消去することはしなかった。
⑤ 及ばずながら治療と経過観察を考慮にいれた分類を目指した。これは抗うつ薬療法の進歩とそれに伴うメンタルヘルスの充実を背景にしている。事実，今日ほど「うつ」という言葉が人口に膾炙したことはなかった。

表1　笠原・木村分類（1975年）

	I型	II型	III型	IV型	V型	VI型
	メランコリー性格型うつ病	循環型うつ病	葛藤反応型うつ病	偽循環病型分裂病	悲哀反応	その他のうつ状態
心的水準の高低	I-1 単相うつ病	II-1 うつ病相主導	III-1 神経症レベルのもの	IV-1 うつ病像のみ	V-1 正常悲哀反応	
	I-2 軽躁の混入	II-2 躁とうつの規則的反覆	III-2 逃避・退却傾向のあるもの	IV-2 躁病像の混入	V-2 異常悲哀反応	
	I-3 葛藤の二次的露呈	II-3 躁病相主導	III-3 精神病レベルのもの	IV-3 分裂病症状の併存	V-3 精神病レベルの症状の混入	
	I-4 非定型精神病像の混入	II-4 非定型精神病像の混入				

⑥ 何につけグローバルであることを要請される今日だが，ある程度の地域性の許容を不可欠と断じた．東アジアの社会文化経済状況，日本の健康診断制度の影響などを加味した．とくに病前性格を重視し，下田，平沢を文献上評価し，分類の中心に「第一型」を置いた．

しかし，30年という歳月がうつ状態の分類にも改変，加筆を必要とする部分をいくつも生んでいることは確かである．精神科の診察室はその時代の社会状況，文化状況の影響を受けやすい．女性の社会進出，日本的資本主義の爛熟などなどが診察室にも侵入してくる．言葉と感情を武器とする無形かつ密室の治療室では，診断・治療を与える方も受ける方もともに時代の子である．

第一型についてさえ補足が必要だし，第二型にもAkiskalのsoft bipolarity[1]くらいは補足したい．いいかえれば，軽症躁病の増加である．第三型，第四型についても，各種の性格障害の記述をDSMにしたがって追加しなければならない．もはや百年前のヒステリー性うつ病の線上ではすまない．このあたり，ぜひ若い研究者にお願いしたい．

Ⅱ 診察室での実用性を目指す

第二の感想は，この機会に自分のこれまでの研究を振り返って思ったことである．いつからとなく私は「精神科診察室で自分の眼で見た出来事」を素材に「実用性のある臨床研究をしたい」と思うようになっていた．少し気取っていえば，「私のラボは診察室」である．

診察室では，診察室以外では決してみられない多くの現象に出会う．どんな平凡なケースにも決して平凡でない側面を一つや二つ見いだせる．密室の医師患者関係のなかで示される心理的な出来事も，そこに反映される時代文化・地域文化とからめ，家庭・職場・男女の関係としてみるとき興味が尽きない．さらには（明白な神経学的症状はめったに示されないものの）脳へ働く薬物を頻繁に使う今日の精神科診察室では，薬物を通じてみられる症状・経過のソフトな変化は独特である．

診察室の仕事には，大きく分けて診断の部分と治療の部分があると思うが，私はどちらかといえば治療の部分にウエイトを置いてきた。一番初めにした研究は，ドンキホーテ的だが，統合失調症の精神療法の研究だった。まだ薬物療法が始まったばかりの時代だった。世界の文献を読んで日本に取り入れることのできる点はないか，を探った。これ自体としては失敗したが，その後，薬物療法の進歩と軌を一にして医師患者関係が濃厚になるにつれ，そのときの知識は活用された。また，うつ病の小精神療法という考え方を続ける素地になった。次いで体臭恐怖症・視線恐怖症，スチューデント・アパシー，境界例，外来分裂病の提唱，二つの解離障害，そしてうつ病，とくに軽症うつ病が主な対象になった。

　世界に通用しなくてもよい。短命であってもよい。日本の診察室の「今」に役立つ研究でありたい，といつも思い続けていた。「うつ状態に関する分類」もその線上の一つである。

　精神病理論文の実用性というのは結構難しい。たとえば，若い頃に「精神医学における人間学の方法」[5]という論文を書いた。この当時，ヨーロッパの哲学的人間学が日本の精神病理学にも流れ込んでいて，その影響下で一習作として書いたものである。今読み返すと，背伸びした理屈っぽい内容で，恥ずかしい。

　この論文で中心に据えた「出立」と「合体」という日本語は，分裂病（今でいう統合失調症）を病むことになった人の終生の生き方の軌跡と，躁うつ病（今でいう気分障害）の人の終生の生き方の軌跡を対比して言語化したものである。

　出立は，一言でいえば，自分と世界（他人）との間に信・不信の人間関係を中心に据えて生き，つねに見捨てられる孤独に悩み，「今・ここ」から出立して別の場所へいきたいという潜在的姿勢を終生捨てない。合体は逆で，世界と自分との関係は所有を中心とする生き方で，いきおい物的な喪失，羨望，嫉妬に苦しみ，終生同一の世界の中心に抱かれ続けることを目指す。

　大した概念ではないが，人間学によくあるように，正常と異常を比較し，異常の異常たる所以を列挙し異常をいよいよ強調するのではなく，ともに病的な主要精神疾患の二つの生き方を比較することから対となる人間知を発掘できないか，という方法をとった。その点は，精神医学的人間学としてはまあまあ合

格点か，と今でも思っている。

　しかし，私にとって当時も今も重要なのは，出立と合体が「本質」の記述であると同時に，何らかの「実用価値」をもっていることであった。そうでなければ精神科医や心理学者がする人間学研究の意義がない，と私は今も思っている。

　出立と合体の臨床的実用は，次の一例に示すことができよう。統合失調症とも気分障害とも診断しかねる中間的ケースは，臨床現場では今も昔も少なからずある。その鑑別は意外に難しい。しかしその診断は治療方法や予後予測に深く関係する。

　今風に症状レベルのチェックリストで決めることもできないわけではない。が，それだけではどちらにも属しにくい中間性を指摘するくらいしかできない。本当はそこにもう一つ，少し直感の入る人間学的診断があった方がよい。出立的な生き方をしてきた人か，合体的な生き方をしてきた人か。そして治療についても，出立的方向を生きてきた人には合体的な方向の治療は長い目でみて得策でない，と指摘するなど。

　ちなみに，このときの経験から，人間学・哲学は自分の体質には合わないと直感して，その手の論文を書くのを以後やめた。

　実用性を強調してみるとすぐわかることだが，弊害もある。たとえば，フロイディアンやラカニアンにその概念の臨床的実用性をあまり性急に求めすぎると，その特性を殺してしまう。しかし，それでも私は「もう少し彼らの概念をアレンジして広く一般の精神科医に利用できるようにならないものか」という思いを今ももつ。ある種の"改竄"は臨床では必ずしも悪でない。

　それにしても，私はなぜこれほど「診察室で役に立つこと」にこだわるようになったのか。一つは出自のせいもあろうと思う。幼少年期をすごしたのが京阪神であったので，関西流の実利的な考え方をいつとなく体得していたかもしれない。

　精神科医になって大脳病理学（今の神経心理学），精神分析，人間学的精神医学（いわゆる反精神医学もこの分野に入る）を遍歴したが，いずれにも心を打たれなかったことにも関係していよう。どれも研究者としてはとてもおもしろかったが，病人の治療・社会復帰に直接に役に立たないことをいつも残念に

思ってきた。診断は厳密にするが,あとは無力で,病人の経過だけを冷静に追う。それが科学だ,という見方はどうも受け入れにくかった。精神分析は私のティーンエイジ以来の憧れの学問だったが,医師になって健康保険制度下の日本では万人向きでないことを知り,中年期に入って関心を失った。

あるいは,精神科を目指して勇躍入局したのに,精神疾患の重々しさに怯んだ結果,反動形成的に治療を叫ぶようになった。それだけのことだったかもしれない。

III 精神病理学と日常心理学を併せて

昔『青年期－精神病理学から』[7]のまえがきで「精神病理から正常心理を問う」と麗々しく書いたことを覚えている。当時はそういう風潮があって,事実多くの学者が見事な解明を行った。

それはそれで間違っていない方向と今でも思うが,開業医になって,一見正常風の人がたくさん訪れるその診察室で考えると,そうばかりはいっておられない。あたりまえのことだが,正常心理学なしには精神病理学は生きない。

さいわい軽症躁うつ病の心理学には,統合失調症のそれに比し,元来常識心理的な部分が少なくない。診察室で役に立つためには,この常識部分をもっと活用した方がよい,というのが私のなかに次第に強くなってきた考え方である。たとえば,うつ状態の悪化,好転の判断は精神病理学が先に出るのではない。ましてや,認知心理学が判断するわけではない。チェックリストによる判断の何歩も先にすでに常識が行っている。私が最初に"小"精神療法と銘打って発表した生活指導的な注意（1981年）は日常（常識）心理学をベースにしている。

以後,慢性軽症者の治療経験を無駄にしないように,折に触れて「急性期を脱したとき」「慢性期に入ったとき」「社会復帰したあと」と同工異曲のものを作って対処してきた。学会で発表するのはあまりに常識的で気が引けるので,小講演会などで述べてきた。しかし,ここで思い切って一括して並べ,少々の解説を付してみる。私のうつ病観が陰に陽にあらわれていると思うからである。先端をいく生物学的精神医学者であっても慢性患者への対処の仕方をうかがえ

ば，その人のうつ病観がわかるのではないだろうか。

　ちなみに，新薬がつぎつぎ出てきても，私の小精神療法の骨子は変わらなかった。今後もよほどの新薬があらわれない限り（主観的抑制を大幅に軽減する新薬でも出現しない限り）変わらないと思う。

1. 急性期（病相期）の小精神療法（1981年）

a）うつにもいろいろあるが，医療の対象と考えられると告げる。
b）できるだけ早い時点から心理的休息を心掛けるように。休息には，平素の職場で過ごす時間を短くするのがてっとり早い。健康人にとっては休息になるところの遊山観劇も，この段階の病人には心理的疲労を増すことに注意。
c）抗うつ薬・抗不安薬を指示通りしっかり服用すること。薬物への不安を述べる人は今日も少なからずいるので，その説得も小精神療法のうちである。
d）予想される治癒の時点をあらかじめ示す。さしあたって3〜6カ月くらい先をいう。軽症者といえども自殺観念を抱きやすいことを思い，公式会見風に「いつになるかわからない」といい続けない方がよい。
e）ずいぶんよくなったと考えられる段階でも，この病気には気分の波があり，自殺観念が生じることがあることを告げ，一喜一憂しないように伝える。
f）治療中，自殺自傷を実行しないことを本人に約束してもらう。医師患者関係ができあがれば，自殺はふつう簡単には実行されない。
g）闘病中，人生にかかわる大決断をしない。たとえば離婚，退職などは治療終了まで延期してもらう。

2. 急性期が大体終わったと思われるときの小精神療法

a）心理的"休息"中心から"社会復帰"に重点を移す。医師が指示的に可能な一日のスケジュールを示す。
　　コメント　私は上記した「急性期の小精神療法」のなかで心理的休息の役割を強調した。急性期に関する限りそれは原則だが，ただ，慢性化しても医師が休息を延々と指示し続ける弊害にも気づき，付け足したのがこの項目であ

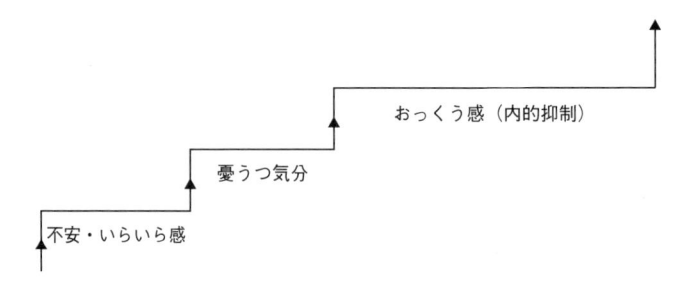

```
                           ↑
              ┌─ おっくう感（内的抑制）
        ┌─ 憂うつ気分
   ┌─ 不安・いらいら感
```

図1　心理症状の消えていく順序

る。数年の経験の末に，休息中心から社会復帰中心へギアを入れ替える大体の時期をみつけた。ここには日常心理学が必要であった。その時期は，おおよそ「不安」と「うつ気分」という主観的苦痛が去り，外的抑制も消え，「内的抑制（おっくう感）」のみが残って少しも動かなくなった段階とする（図1）。

この"抑制症状のみのプラトー"はしばしば長い。これを抜けるには今のところ薬物だけでは不十分で，"時間"をかけないわけにはいかない。短くて半年，長くても2〜3年かければ，うつ病後のこの頑固な心理的抑制症状もたいていは消える。決して性急に怠け者・ヒステリー呼ばわりしないこと。そのうち優れた薬物の開発があるかもしれない。

b) 2週間単位の経過観察

　コメント　急性期には医師患者関係を確固とするためにも毎週会うことが望ましいと私は思っているが，抑制主導の時期に入れば2週単位でよいと思う。面接内容を単調にしないため，一日を午前，午後，夜に三分して，本人に気分の良否，社会復帰行動の達成度などを「○・△・×」で記入してきてもらい，要点のみを話してもらうことにしている。

　これには思わぬ副産物もある。この段階の気分の波が理由なしに起こり，かつ，ひとりでに消えること，つまり，必ずしも自覚的なストレスと関係して起こるわけではないこと，したがって，一喜一憂してもしかたがないこと，さらにいえばうつ病のもつ内因性について実感してもらうのによい経験になる。

c) 少しずつ生活史や家庭史について話題を向ける

　コメント　脳や心理に視点を現局せず，人間全体，生活史全体，家族全体のなかでの極点として「うつ病」という見方に病人の目を転じさせるためであり，また，慢性化したときの精神療法への準備でもある。深層分析ではない。雑談でよい。うつ病治療には適当な長さの日常的雑談を恐れるな！

3. 慢性化した人への小精神療法

a) うつ病・躁病は「必ず治るはずの病気」であることを折に触れて告げる。

　コメント　みだりに「神経症化」とか「人格障害」といわない。事実，2～3年後に退行的な症状から完全に抜け出す人も決して少なくない。いわゆる更年期にも思春期にも。

b) できれば予想経過図を示して，医師は，治癒までにあとどれくらいのステップがあると考えているか，を告げる（図2）。

　コメント　これは筆者の外来経験の範囲内の試案である。もちろんEBM的検討は行われていない。よりよい案があればご教示をこいたい。統合失調症に

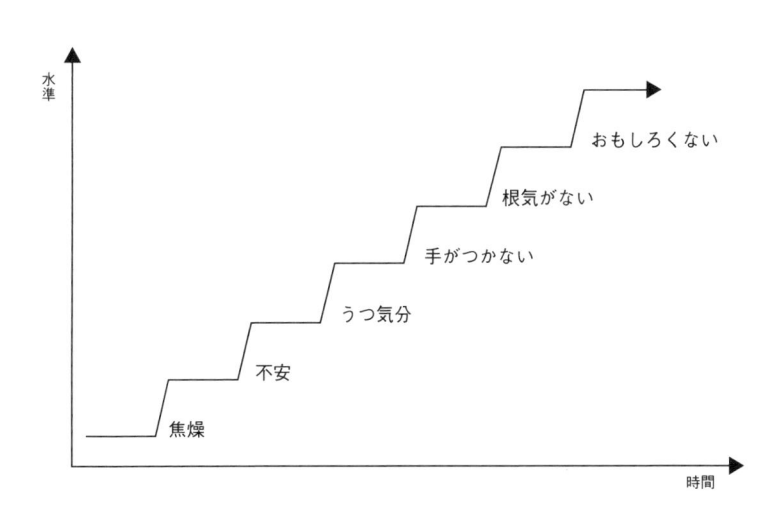

図2　経過予測図

比すれば，躁うつ性気分障害は大体似通った経過をとる。これがあれば「あとどれくらい」と励ませる。

c) 家族への激励も忘れない。慢性化は家族のせいではない，と折に触れて直接告げることも大事である。

d) 慢性化した人にも面接のたびに生活史に関する話題を少しずつ差し挟み，この「少し」を積み重ねていく。
　　コメント　故郷のこと，学校時代のこと，孫のこと，何でもよい。要は症状レベルの話題に終始してしまうことを避け，彼(女)の全体に少しでも迫るためである。

4. 社会復帰した人への小精神療法

a) 1カ月か2カ月に一度の診察。職場復帰後の過剰適応に注意。

b) 早すぎる抗うつ薬中止に注意。

c) 最終的には「喜び」(sense of pleasure) の回復が目標，と告げる（図2の最終段階の「おもしろくない」が克服されたとき）。

d) 終末期気分動揺に注意。
　　コメント　長くても2～3週間で終わる。気分障害終末期（terminal stage）には意外に長く気分不安定性が残るように思う。この考えを私はDSM以前の欧州の臨床学に負う。

e) 残念ながら多くの病気と同様に，この病気にも再発がありうる。そして再発時，多くの人が素直に医師を再来できない。その際，まれならず自殺観念が生じる。これへの対処はわれわれのなしうる自殺予防の，残された重大項目と私は思っている。

f) うつ病の経験は決して「マイナスばかり」ではない。同種の悩みで苦しんでいる人に出会った場合，適切に助言できるという実用的可能性をもつ。さらにときには，文化や宗教や美術への初めての導入さえ用意してくれる。

Ⅳ　"全体"を診るという悲願

　拙論を読み返して，臨床精神医学の主体は"部分"（"要素"）の学のみならず"全体"（"総合"）の学である，という古くからの格言を今一度思い出させられた。

　たとえば，上記の小精神療法の七原則といっても，薬物療法を受けていることが前提である。医師は脳のことを当然考えないわけにはいかない。それも神経伝達物質のこと，レセプターのこと，血流のことといった"部分"的なことと同時に，より"全体"的な心理的エネルギー，心理階梯，心理水準，自我境界（Federn, P.）のことも考えないわけにいかない。経験のある治療者は双方向的であろう（図3）。

　私は単極うつ病の治療のとき"ダムの水量の低下"という比喩を好んで使う。ダムの水量とはその人の社会生活を可能にする予備エネルギーの総体のつもりである。もちろん可視的でないし，EBM的に計測もできない。が，人間の潜在力の比喩として病人にそれなりの納得をもたらし，心理的休息効果の要を理

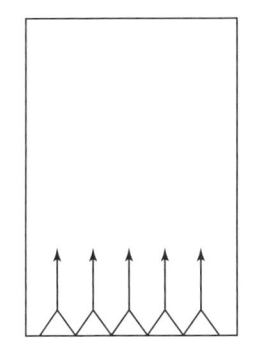

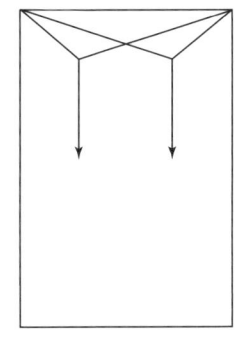

図3　部分（要素）からと全体（総合）からと

解してもらうのに適している。「全体」像を病人と共有するのに適切な複数の日常的"比喩"を恐れるべきでない。

　逆に、一見心因性（たとえばPTSD）にみえ、カウンセリングの適応にみえても、本人の承諾が得られれば、私は薬物を試みることを躊躇しない。いわば、ダムの水位の余計な減少をふせぐため、である。経験によれば、そうしておけば心理カウンセリングの効果も一層上がる。

　部分的にでも内因性が想定されるときには、薬物を積極的に使う。たとえば、別離の不安が強く家人を片時も側から離せない焦燥性うつの中年婦人には、好んでアミトリプチリンとフェノチアジンの合剤効果をみる。

　もっと年齢の若い境界例といえそうな婦人で、離人性の不安が生じ、不確かな自己境界を確認するためにリストカットや薬物服用といった自殺企図を繰り返す場合は、数の上でも治療の上でも今日のわれわれのもっとも難渋するケースなのだが、これらについても心理療法とともに薬物療法も真剣に考える。たとえば、抗うつ薬と非定型抗精神病薬の少量を処方する、といった具合である。米国では合剤も最近発売されている。ただ、残念ながら健康保険制度は病人に非定型抗精神病薬を使うとき"精神病"という診断をつけることを求める。この点の了解を得なければならない。

　多分、境界例という人格レベルに効くのではなく、離人・解離症状を誘発する独特の不安症状に有効なのだと思う。離人・解離性不安が少しでも軽減されれば、正常心理が駆動され、トレランスが増し、その分、心理療法も容易になる。

　薬物療法は、今日の精神科医療にとって、もはやアペンディクスではない。想像以上に深く組みこまれている。図2のように軽症うつ病の経過すら、抗うつ薬の力価なしには考えられない。精神病理学が単なる心理研究である時代は終わったのではないか。脳の神経心理学的研究などを精神病理学者も視野の隅にいれないわけにいかない。それのみか、私は（中途半端ながら）躁うつ病の生物学的研究の進歩にも関心をはらっている。

　われわれが30年前に取り入れた病前性格論もまた"全体"を狙う試みのもう一つといえる。中年から初老の人はすでに社会での経歴をもっており、性格と称するに値する独自の行動様式をもつ。症状と性格を組み合わせることで、全体に少しでも迫ることができよう。

表2 感情障害の外来患者にみられる循環気質を強く示す
　　自己評価項目（広瀬徹也訳）[4]

・始終活気ある状態とものぐさな状態が交代する
・理由もなく気分が変わる
・理由なく思考能力がよくなったり悪くなったりする
・エネルギーは高いか低いかで，中間がない
・理由なしに疲れる
・気分とエネルギーがよく急に変転する
・何を始めても，終わる前に飽きる
・法外なことをよく急にしたくなる
・感情が揺さぶられる思いがする

　最近，米国のAkiskalが両極II型に入る人の特徴を自己評価尺度のなかから発揚気質者（Hyperthymic temperament）としてあげている。これは，うつ状態が難治のとき，気分調整剤（炭酸リチウム塩など）を少量加えて様子をみるよすがにもなって有益である（表2）。

　クリニックの閾が低くなるとともに，近年，今までの社会適応のすぐれた人が受診する機会も増えたように思う。そういう人の中に病前性格としてAkiskalのいう発揚気質者が少なからずいる。一見のエネルギッシュさのゆえに治療上ちょっと戸惑うこともある。

V　結　論

　昔『精神の科学』[8]という叢書の「概説」のなかで「『全体の科学』のために」という小文を書いたことがある。精神科の医療は，不十分ながらいつも人間の「全体」を視野にいれなければならない点で，科学のなかでもほとんど例のない特異な分野ではないか，と主張した。その小論では試論的に，精神科の診察室でみられる経験として次のような項目をあげた。全体をみる見方と部分をみる見方の関係，線的因果論から星座的布置論へ，直感の積極的評価，人格（パーソナリティ）という全体概念，生活史という見方の特異性，範例（理想型）の追及，両犠牲・曖昧性・中点性，事実学と本質学との中道の重要性など。

私自身は当時にも増して精神医学における全体性 vs 部分性の課題を今も気にしている。もちろん，うつ病の治療にも「全体と部分」の問題がある。

❏文　献

1) Akiskal, H. S. and Maliya, G.: Criteria for the "Soft" Bipolar spectrum: Treatment implications. Psychopharmacology Bulletin, 23; 68-73, 1987.
2) Akiskal, H. S. and Pinto, O.: The evolving bipolar spectrum. The Psychiatric Clinics of North America, 22; 517-534, 1999.
3) Akiskal, H. S.: Soft bipolarity – A footnote to Krepelin100 years later. 臨床精神病理, 21; 3-11, 2000.
4) Federn, P.: Ego psychology and the psychoses. Imago, New York / London, 1953.
5) 笠原嘉：精神医学における人間学の方法. 精神医学, 10; 5-15, 1968.
6) 笠原嘉, 木村敏：うつ状態の臨床的分類に関する研究. 精神経誌, 77; 715-735, 1975.
7) 笠原嘉：青年期－精神病理学から. 中公新書, 1977.
8) 笠原嘉：概説（「全体の科学」のために）. 岩波講座「精神の科学」第1巻; 68-84, 1983.
9) Kasahara, Y.: The practical diagnosis of depression in Japan. In: (ed.), Feichner, J. and Boyer, W. F. Diagnosis of Depression. John Willy and Sons, New York, 1991.
10) 笠原嘉：軽症うつ病－ゆううつの精神病理. 現代新書, 講談社, 東京, 1996.
11) 笠原嘉：うつの概念を考える－笠原・木村分類（1975）と今日のうつ病臨床. 精神科治療学, 17; 961-967, 2002.
12) 笠原嘉：「うつ状態の臨床的分類」再論. 精神経誌, 107; 523-528, 2005.

○あとがき

　もう20年前にもなるが，故高橋良先生のうつ病についての講演を聞く機会があった。質疑応答の際に，先生は「うつ病は分裂病よりもずっとはやく生物学的に解明されるものと思っていたが，socialなものを考えないと，どうもうまくいかない」と言われた。この発言は，いまでも時折思い起こすことがある。Socialとは，今風に言えばpsychosocialということになるのだろうが，そこには精神病理への回路も確保されている。

　一級の生物学者がうつ病に向き合うとき，本書の神庭論文にも示されているように，脳という閉域にいつまでもとどまり続けるわけにはいかない。他方，精神病理学の立場からうつ病に迫ってみると，最後にどうしても生物学あるいは生物学的メタファーに委ねざるをえない，そうした地点に突き当たる。このようにうつ病は，外見に反して，なかなか正体をつかませてくれない。

　もしかしたら，こうした探究の現状は，うつ病の病理の本質とどこかでかかわっているのかもしれない。いつぞや私はそう思うようになった。精神病理学が目指すところがあるとすれば，それは生物学との「総合」というようなものではなく，むしろその道を限界まで踏破して，生物学的なものに突き当たることであると思う。同時に，高橋良氏の発言が示すように，生物学もまたそれを徹底する時，精神病理に出会うのではないだろうか。

　その意味でも，本書を作り上げる際に，単に精神病理の領域にとどまらず，他の分野を代表する方々に参集いただいたことは，まことに喜ばしいことであったと思う。こうした試みが妥当なものであるかどうかは，ここに示されたことが，どれほど日常の臨床を鋤き返す契機になるかによって，検証されるだろう。それは読者の方々に委ねたい。

　そもそも本書は，広瀬徹也先生の帝京大学精神神経科学教室の退職を記念するものとして，私が思いついたものである。先生がご遠慮なされたのと，私の

怠慢によって，ようやく今日になって発刊にこぎつけることが可能になった。この間，われわれの企画を一貫して支援してくださった星和書店の石澤雄司氏，粘り強く実務の労をとられた岡部浩氏に，この場をかりて御礼申し上げたい。

　　　　　　　　　　　　　　　　　　　　平成17年7月　梅雨空のもと

　　　　　　　　　　　　　　　　　　　　　　　　内海　健

● 編　者　｜　広瀬　徹也（ひろせ　てつや）
　　　　　　　（財）神経研究所附属晴和病院／帝京大学名誉教授

　　　　　　　内海　　健（うつみ　たけし）
　　　　　　　帝京大学医学部精神神経科学教室

● 執筆者　｜　神庭　重信（かんば　しげのぶ）
　（掲載順）　九州大学大学院医学研究院精神病態医学分野

　　　　　　　阿部　隆明（あべ　たかあき）
　　　　　　　自治医科大学医学部精神医学教室

　　　　　　　広瀬　徹也（ひろせ　てつや）
　　　　　　　（財）神経研究所附属晴和病院／帝京大学名誉教授

　　　　　　　坂戸　　薫（さかど　かおる）
　　　　　　　新潟大学保健管理センター

　　　　　　　坂戸美和子（さかど　みわこ）
　　　　　　　新潟大学大学院医歯学総合研究科精神医学分野

　　　　　　　津田　　均（つだ　ひとし）
　　　　　　　名古屋大学総合保健体育科学センター

　　　　　　　内海　　健（うつみ　たけし）
　　　　　　　帝京大学医学部精神神経科学教室

　　　　　　　八木　剛平（やぎ　ごうへい）
　　　　　　　翠星ヒーリングセンター／慶應義塾大学医学部精神神経科

　　　　　　　狩野力八郎（かの　りきはちろう）
　　　　　　　東京国際大学大学院臨床心理学研究科

　　　　　　　笠原　　嘉（かさはら　よみし）
　　　　　　　桜クリニック／名古屋大学名誉教授

うつ病論の現在 ―精緻な臨床をめざして―

2005年8月27日　初版第1刷発行
2005年12月8日　初版第2刷発行

編　者　広瀬　徹也／内海　健
発行者　石澤　雄司
発行所　㈱星和書店
　　　　東京都杉並区上高井戸1-2-5　〒168-0074
　　　　電話　03（3329）0031（営業）／03（3329）0033（編集）
　　　　FAX　03（5374）7186

©2005　星和書店　　　Printed in Japan　　　ISBN4-7911-0583-4

精神科臨床とは何か
日々新たなる経験のために

内海健 著

A5判
232p
2,500円

臨床講義 DVD版
［講義］精神科臨床とは何か？

内海健

DVD4枚組
24,000円

気分障害の臨床
エビデンスと経験

神庭重信、坂元薫、
樋口輝彦 著

A5判
286p
3,800円

双極性障害の
治療スタンダード

樋口輝彦、
神庭重信 編

B5判
172p
3,600円

精神療法の実践的学習
―下坂幸三のグループスーパービジョン―

広瀬徹也 編

A5判
200p
3,300円

発行：星和書店　http://www.seiwa-pb.co.jp　価格は本体（税別）です